幫助自閉兒的每一天：將介入活動融入幼兒和其家人的日常作息中

Autism Intervention Every Day!

Embedding Activities in Daily Routines for Young Children and Their Families

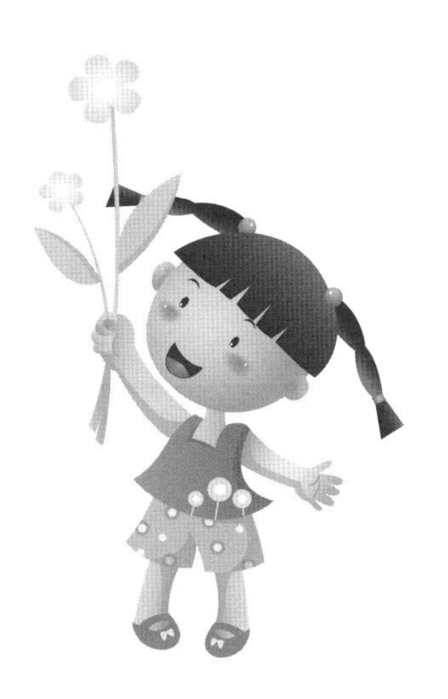

Merle J. Crawford & Barbara Weber　著

羅鈞令、許婷惠　譯

Autism Intervention Every Day!

Embedding Activities in Daily Routines for Young Children and Their Families

Merle J. Crawford & Barbara Weber

目次

作者簡介

Merle J. Crawford, M.S., OTR / L, BCBA, CIMI 是一名職能治療師，其私人診所位於美國賓州中部；她擁有特殊教育和初等教育的理學學士學位和職能治療碩士學位。此外，Crawford 女士擁有應用行為分析與自閉症的深造文憑。她在以關係為基礎的介入方面受過大量的訓練，並且是一位認證行為分析師和認證嬰兒按摩講師。Crawford 女士主要從事嬰幼兒的早期介入工作，在指導家庭和治療幼兒時，會整合應用其所受過的各種訓練之策略。

Barbara Weber, M.S., CCC-SLP, BCBA 是一位語言病理學家，其私人診所位於美國賓州中部；她擁有溝通障礙的理學學士學位和碩士學位。Weber 女士擁有應用行為分析的深造文憑，她也有美國聽語學會的臨床實務能力認證，並且是一位認證行為分析師。她已有逾三十年的工作經驗，在學校、診所和家庭環境中服務各種障礙的兒童和成人。Weber 女士將治療嬰幼兒作為其主要的臨床焦點，並專注於諮商合作的過程，幫助家庭整合作息本位的介入。

譯者簡介

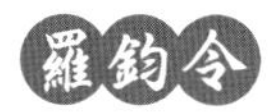

現職　國立臺灣大學醫學院職能治療學系兼任副教授
臺北市學校系統職能治療師
臺灣職能治療學會理事

學歷　美國南加州大學職能科學與職能治療系哲學博士
美國德州女子大學職能治療學系碩士
國立臺灣大學復健醫學系職能治療組學士

經歷　國立臺灣大學醫學院職能治療學系系主任
國立臺灣大學醫學院職能治療學系講師、副教授
國立臺灣大學醫學院附設醫院復健部職能治療師、職能治療組組長
臺北市立仁愛醫院職能治療師
美國德州學校系統職能治療師
世界職能治療師聯盟職能科學國際諮詢團亞洲區代表
「兒童發展聯合評估中心服務品質專案管理計畫」政策諮詢專家
教育部特殊教育諮詢委員會委員
衛生署早期療育諮詢委員會委員
臺北市早期療育推動委員會委員
臺北市及新北市早期療育機構訪查委員
臺灣職能治療學會理事長

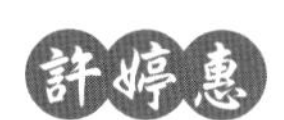

學歷　國立暨南國際大學外國語文學系和社會政策與社會工作學系雙學系學位
經歷　有多年相關領域工作之學術、參訪，以及專業職能治療之臨床觀摩經驗
譯作　《兒童職能治療參考架構》（2011）（與羅鈞令合譯）

致謝

Merle Crawford

非常感謝許多孩子和他們的家人引領我走上這個旅程，從那個在開始時對自閉症缺乏認知和理解、以致讓我感到無助且不自在的狀況，而引導了我成為現在的我：好奇、著迷，想要盡我所能地了解一切。感謝 Barb Weber，分享了對於泛自閉症障礙症候群的著迷和竭盡所能的求知慾。感謝她所有的腦力激盪、耐心、想法和努力，使本書得以成形。感謝Kim Beard、Rachel Bechtel、Donna LeFevre 和 G. David Smith 對本書所提出的自閉症核心缺陷模式的協助和寶貴的建議，以及許多完成我們的調查，並告訴我們得以分享的重要訊息的家長們。感謝 Paul H. Brookes 出版社的熱忱和支持。感謝 Christopher、Alyssa、Jeri、Len、Lynn、Chess 和 Burnett 諸位所給予的支持和愛護。最後，但同樣重要的是，對於我的先生 Greg 的愛、支持、耐心和理解（包括無數個小時的討論和校訂），對他無盡的愛與感激，我難以言述！

Barbara Weber

若沒有所有大力支持和啟發我的人們，就不可能成就這本書。我要對我的先生 Howard 無盡的愛和支持表達我至深的感激。也要感謝 Andrea、David、Erin、Nicolas、Rachel、Nick、Sarah 和 Michelle 為我所有的努力所投注的愛與靈感。謹向 G. David Smith、Donna LeFevre、Rachel Bechtel 和 Kim Beard 表示深深的謝意，感謝他們檢視我們的核心缺陷模式並提供了寶貴的見解。非常感謝 Stephanie 和 Jackson 的特別協助。感謝 Pam 與我分享她的故事，這些故事給了我前所未有的視角。非常感謝 Paul H. Brookes 出版社讓我有機會再次與他們的專業團隊合作。言語不足表達對 Greg Crawford 無數小時的校訂、建議和修改的感謝。謹向 Merle Crawford 的友誼、貢獻、指導和才華致上最深的敬意與感謝；很榮幸成為她的同事、朋友和合著者。我永遠感謝我所治療過的兒童和他們的家庭，他們教會我很多事。希望這本書能夠反映他們想說的話和生活，我由衷希望我已成功地做到了。

譯者序

譯者個人從事兒童職能治療三十餘年，其中以自閉症兒童為主要對象。累積多年的教學與實務經驗，逐漸小有心得，於是在 2012 年將自閉症的相關理論文獻回顧及個人的經驗與心得集結為《自閉兒的潛能開發》一書，和實務工作者與兒童家長分享，希望有助於協助自閉症兒童發揮其潛能。雖然此書獲得許多家長和治療師的迴響，表示有助於他們了解及處理自閉症兒童的問題，但是個人心中仍一直思考著如何能夠將更細緻的個別化介入技巧整理出來，和早療相關人員及家長分享。

當我讀到 Crawford 與 Weber 合著的這本《幫助自閉兒的每一天：將介入活動融入幼兒和其家人的日常作息中》時，真是非常的興奮，因為它就是以自閉症兒童的日常生活挑戰為焦點，從實務的角度來探討自閉症兒童的特質及可能面臨的挑戰、家長從懷疑到尋求診斷進而服務的歷程，並且提供有實證基礎的介入策略與做法。尤其難能可貴的是，作者採用了一個調節的模式，分別針對自閉症嬰幼兒的核心缺陷：了解自我、他人和環境（Making Sense of Self, Others, and the Environment）、彈性（Flexibility），以及社交溝通（Social Communication）三方面，從其在發展上的意義與重要性談起，繼而介紹適用於自閉症孩童的特定教學策略。之後再進一步以日常生活作息為情境架構，說明如何運用行為準則與教導策略來幫助兒童融入日常生活中。對兒童家長、主要照顧者，以及早療相關人員都是一本極為實用的書籍。

羅鈞令

2019 年 5 月 27 日

前言

本書是為了協助提供早期介入者，對於自閉症光譜上或有泛自閉症障礙症候群（autism spectrum disorder, ASD）特質的幼兒之治療而寫。本書的用意在於提供早期介入提供者策略和工具，讓他們能夠指導家長和其他照顧者促進關鍵技能的發展，並得以處理具有挑戰性的行為。本書中的關鍵技巧與作者早期著作《每日早期介入！將活動融入幼童和其家人的每日作息中》（*Early Intervention Every Day! Embedding Activities in Daily Routines for Young Children and Their Families*）（Crawford & Weber, 2014）有所不同。那本書強調從出生到 36 個月的六個發展領域之主軸技能。本書則是特別針對自閉症幼兒相關且有困難的技巧，這些技巧提供幼兒學習互動、溝通和參與家庭與幼兒園及其他社區場所的作息常規的基礎。如同《每日早期介入！》所記載之技巧，本書的技巧也能夠透過孩童和家庭的一般常規與活動來促進。

有很多關於自閉症的書籍，其中有些聚焦於幼童。本書特別之處在於其合併了研究、訓練、大量有實證基礎的策略，以及以解決問題方式搭配作者多年經驗的實例，協助服務提供者及最終協助家長和他們的孩子。此外，有來自自閉症孩童家長和成年自閉症患者對重要議題的觀點，是早期介入提供者都需知道的。作者發現，要能夠成功和有自閉症特質的幼童工作，需要持續的評估，在治療課程中隨著時間評估孩童的動機、自我調節，以及發展優勢能力與需求，因為技能的獲得通常不會順著典型的軌跡走（例如，在辨識普通物件之前先會辨識數字與字母、形狀或顏色；會使用文字評論，但不會主動要求）。這本書可以獨立地使用或作為《每日早期介入！》的補充資料，給予讀者關於自閉症光譜和其他相關障礙的資訊，以協助服務提供者分析孩童的能力與挑戰，並找出核心缺陷，讓孩童能夠於參與日常作息中獲得各項發展里程碑。

本書包含九個章節。第一章提供泛自閉症障礙症候群的概要資訊以及如何診斷幼童，強調嬰兒、幼兒和學齡前兒童的「紅旗」（Red flags）和核心缺陷。下一章提供資訊給早期介入者，讓他們能夠支持有疑似診斷的家庭成員和服務連結。第三章包含關於何以自閉症孩童需要特定的教學策略之資訊，且提供了策略的描述，多數來自於應用行為分析。主要概念和教學策略——包括動機、任務分析、形塑、提示、增強、行為動力，與行為功能——都有所討論。本書第四章提出一個架構以及說明關於調節；了解自我、他人與環境；彈性；及社交溝通之間的關係。這個主題將於第五到八章繼續，包括一個類似《每日早期介入！》中所呈現的格式。在這些篇章中，關鍵技巧隨著研究發現和自閉症幼童相關的資訊，以及實用的建議同時呈現，給服務提供者指導家長和其他照顧者於日常作息中練習這些技巧的方法，包括洗澡時間、就寢時間、閱讀時間、社區外出、穿衣和換尿布、盥洗和梳妝、家事活動、用餐／點心時間，以及遊戲時間，也提出一些監控進展的想法。在最後一章，進一步討論了解決問題的方法，讓服務提供者能夠幫助家庭處理在日常作息活動中常會出現的挑戰，包括生日派對、社區外出和旅遊。選擇的主題是來自於作者多年來與家庭的對話經驗，也包含關於家庭經常提到的固著行為與其他行為挑戰的策略。

在《每日早期介入！》的前言中，作者們說到他們「希望讀者會覺得這本書非常有用，放在早期介入提供者的車裡、隨時提供想法，並且都翻爛了」（Crawford & Weber, 2014, p. x）。作者們希望本書也是一樣。他們希望這本書將能支持服務提供者、家庭，和其他照顧或關心有自閉症診斷幼童或那些有類似挑戰行為及／或學習特質需要有關鍵性行為分析和特定教學策略的孩童者，幫助他們發揮其潛能。

參考資料

Crawford, M.J., & Weber, B. (2014). *Early intervention every day! Embedding activities in daily routines for young children and their families*. Baltimore, MD: Paul H. Brookes Publishing Co.

自閉症與早期介入

早期介入（early intervention, EI）提供者將獨特的專業與經驗帶給他們所介入的孩童及其家人。介入自閉症幼童的知識與經驗是多樣化的。有些服務提供者對於治療自閉症孩童感到相當自在，然而有些提供者則不認為自己具有必須的技巧。那些認為自己不具有必須技巧的服務提供者可能會放棄接受有自閉症診斷的孩童轉介，而傾向於接受他們所專長的困難孩童：或許是有進食困難、醫療問題、身體障礙或是感覺損傷的孩童。然而，在一些實例中，一位 EI 提供者可能會對最初尚未顯現出自閉症光譜徵兆的孩童提供介入，隨著時間過去，服務提供者可能會發現他／她面對著提供能夠達成成果的策略之挑戰。舉例來說，一位物理治療師也許能夠成功幫助一個家庭促進坐立、爬行、行走等技巧，但是當指導家庭協助孩童學習需要聽從指示與模仿的更高層次技巧時，服務提供者與家長可能會發現，他們對於促進孩童的動作發展是有困難的。因此，對所有的服務提供者而言，對於自閉症和相關障礙的早期介入的做法有所了解是很重要的。

根據 Daniels 與 Mandell（2014），在他們回顧 1990 至 2012 年的 42 個研究裡，診斷出有泛自閉症障礙症候群（autism spectrum disorder, ASD）的平均年齡是 38 至 120 個月。他們提出一個及早診斷的趨勢，並討論了孩童為何沒有及早診斷的各種原因。在本書作者（Crawford 和 Weber）的 EI 工作經驗裡，家長在服務提供者和他們討論了自閉症的徵兆之後的做法各異。有些家庭在懷疑孩童有自閉症或在 EI 提供者提出 ASD 的關切後，會想要儘快確診或排除診斷。有些家長則會猶豫，因為他們認為不論孩子有無診斷，他已經在接受所需要的服務，或是他們不希望孩子在這麼小的年紀就被貼標籤。雖然在得知受到關切後如何行動是家長們的選擇，所有的EI提供者必須對ASD和幼童有所了解，以提供支持和資源。

在《心理疾病診斷與統計手冊第五版》（*Diagnostic and Statistical Manual of Mental Disorders, Fifth Edition*）（*DSM-5;* American Psychiatric Association [APA], 2013）中，ASD 的診斷標準包括「社會溝通與社會互動的持續性缺陷」、「受限且重複性的行為、興趣或活動」，且在「早期發展階段」即顯現出徵狀（p. 50）。這些缺陷導致「在社會、職能或其他重要的現有功能面向上重大的臨床損害」（APA, p. 50），且無法單一由智能障礙或整體的發展遲緩來解釋。*DSM-5* 舉出適用於嬰兒和幼兒的行為範例，包括眼神接觸異常、排列玩具、搧動物件、鸚鵡式言語仿說、對於細微變化的極度挫折、難以適應改變、對於非尋常的物件過度注意、對於感覺刺激的過度反應或反應不足，或對於環境中的感覺面向有不尋常的興趣。

許多研究已開始關注危險的徵兆，以找出有ASD的嬰幼兒。舉例來說，Wetherby、Watt、Morgan 與 Shumway（2007）發現在 18 到 24 個月的自閉症孩童有五種社會溝通的核心缺陷：「眼神移動、用眼神指／跟隨、溝通頻率、共享式注意力的舉動和手勢的數量」（p. 973）。Trillingsgaard、Sørensen、Němec和Jørgensen（2005）發現，若一個孩童在24個月時「在專業的半結構性遊戲互動中」沒有出現下述指標行為，就是ASD的危險的徵兆：「以微笑回應他人的微笑；對於他／她的名字有所反應；追隨手指的指示；作弊時會『解讀』臉色，尋求資訊；會要求非口語行為；和一位大人一起用玩具模型玩功能性遊戲；會要求口語和非口語行為。」（p. 71）

一個倡議組織——自閉症之聲（Autism Speaks）——的網站上包含了大量給家長和專業人員的資訊，提供了一個危險徵兆的清單，包含（2015b）：

6 個月或更大時尚無明顯的微笑或其他溫暖、愉悅的表情

9 個月時尚無法交互分享聲音、微笑或其他面部表情

12 個月時尚無發出咿呀之聲
12 個月時尚無交互的手勢，如用手指物、展示、伸手及物或揮手
16 個月時尚無口語
24 個月時尚無法說出有意義的兩個字的片語（不包括模仿或複述）
在任何年紀時出現語言、咿呀之聲或社交技巧的喪失

疾病管制中心（Centers for Disease Control and Prevention）（CDC, 2014）定義了其他危險徵兆，指出自閉症患者可能在早期出現下列行為：

12 個月大時尚無法回應自己的名字
14 個月時尚無法指出物件來表示興趣（如指出一架飛過的飛機）
18 個月時還不會玩「假裝」遊戲（如假裝「餵食」一個玩具娃娃）
避免眼神接觸且想要獨處
對於理解他人的感受或表達自己的感受有困難
有口語和語言技巧上的遲緩
不斷重複單字或片語（鸚鵡式仿說）
對問題給予不相關的答案
對微小改變感到沮喪
有過度執迷的興趣
揮動雙手、搖晃身體或轉圈圈
對於事物的聲響、氣息、味道、樣貌或感覺有不尋常的反應

2007 年，Johnson 和 Myers 在《小兒科學雜誌》（*Pediatrics*）發表了一篇關於自閉症的全面性文章以教育醫師們，它提供了「ASD 的背景資訊，包括定義、歷史、流行病學、診斷標準、早期徵兆、神經病理學觀點，和可能的病原」，一套「協助小兒科醫師發展出早期辨識 ASD 兒童的策略之規則系統」，以及「一個關於自閉症孩童之處置的臨床報告」（p. 1183）。自此發

行後，例行的篩檢在健兒門診中變得普遍，並常產生後續評估的轉介和／或 EI 轉介。孩童得到的評估類型通常取決於居住的地點以及該區域的資源。兩個廣泛使用的篩檢工具為修訂自閉症幼兒檢查清單—修改版（Modified Checklist for Autism in Toddlers-Revised, M-CHAT-R）（Robins, Fein, Barton, & Green, 2001）和嬰幼兒社交與情緒簡易評量（Brief Infant-Toddler Social and Emotional Assessment, BITSEA）（Briggs-Gowan, Carter, Irwin, Wachtel, & Cicchetti, 2004）。M-CHAT-R 是為 16～30 個月的幼兒設計的，是一個 20 題的是／非題組，由醫師或其他專業人員向孩童的家長提問。若孩童有任一項目未通過，則再進行 M-CHAT-R 的追蹤問卷（M-CHAT-R/F; Robins, Fein, & Barton, 2009）。BITSEA 是為 12 個月至 35 個月又 30 天的孩童設計的，揭示其社交—情緒的困難和能力。對於需要進一步評估的孩童，執行自閉症診斷訪談—修訂版（Autism Diagnostic Interview-Revised, ADI-R）（Rutter, Le Couteur, & Lord, 2003）及自閉症診斷觀察量表第二版（Autism Diagnostic Observation Scale, Second Edition, ADOS-2）（Lord et al., 2012）被視為是診斷 ASD 的「黃金指標」（Falkmer, Anderson, Falkmer, & Horlin, 2013）。ADI-R 是一個半結構式的照顧者訪談，包含了 93 個問題，適用於認知技巧至少約 18 個月大的孩童，而 ADOS-2 是半結構式的評估，適用於 12 個月或更大的個案。

顯現出危險徵兆的孩童有些會得到自閉症診斷，但有些則否。在作者的經驗裡，許多孩童顯現出某些 ASD 的特質，但在嬰幼兒的階段尚不足以達到診斷標準。有些幼童得到一個整體發展遲緩的診斷，而在一段時間之後才得到自閉症診斷——有時是由同一位醫師診斷的，有時則由不同的醫師診斷。Guthrie、Swineford、Nottke 與 Wetherby（2013）討論了診斷可能隨時間改變的原因，包含臨床醫師的經驗、是否運用了標準化測驗、症狀嚴重程度隨時間改變了，以及是否在多種場所中進行評估，例如在家中及診間。另一個關於診斷的考量是，至今有關其他障礙可能顯現的非典型行為的極早期症狀與徵候的研究很少。舉例來說，躁鬱症和強迫症在孩童大一點之前，通常不會被診斷出來，然而許多時候家長在孩童仍是嬰幼兒時便會提到有非典型的行為（Faedda, Baldessarini, Glovinsky, & Austin, 2004; Mian, Godoy, Briggs-Gowan, & Carter, 2011）。

許多關注於遺傳和環境風險因素的研究者仍持續調查自閉症的成因。流行病學研究提供了值得進一步調查的重要資訊。例如，年紀大的父母已被發現是 ASD 的風險因素，而需要後續的研究來判斷是否這是特定的基因突變和／或是因為某些晚婚的人有輕微的自閉症光譜特質（Sucksmith, Roth, & Hoekstra, 2011）。

發現不同的 ASD 顯型是研究者的另一個焦點。語言、認知、社會技巧和重複行為等缺陷的嚴重度存在著各種變化。研究者也在檢視自閉症的技巧退化，Kern、Geier 與 Geier（2014）在他們的文獻回顧中發現，自閉症孩童在兩歲時顯現出退化的比率約從 15%至 62%不等。關於自閉症還需要有更多研究才能更進一步了解，此診斷的異質性就如同那句名言所傳達的：「當你遇見一位有自閉症的人，你就只是遇見了一位有自閉症的人而已。」

ASD 的個別性對於所有早期介入者是一個非常重要的原則。在作者的經驗中，許多時候一個被認為對於一些自閉症孩童有效的特定工具或策略，在未檢視個別孩童的能力和需求的情況下就被使用了。這樣的例子可在孩童開始一個新的學前課程時看到。在第一天，老師就使用手語和一個圖像程序——這兩者對孩子來說都是陌生的——而不是先詢問母親怎麼做可以讓轉銜更容易些。母親的答案可能會是用語言告訴孩子接下來是什麼，像是「先上廁所，之後再繼續騎腳踏車」，並讓孩子有一至兩天的時間了解此常規，而非向他介紹一套他並不了解或需要的系統。

EI 提供者不僅需要對於自閉症光譜及相關障礙十分了解，他／她還需要知道如何根據建議的做法來執行服務。當研究指導策略及自閉症主題時，會發現兩種介入類型。第一種是整體的治療模式，如丹佛早療模式（Early Start Denver Model, ESDM）（Rogers & Dawson, 2010）、學齡前兒童及其家長的學習經驗與另類課程（Learning Experiences and Alternative Program for Preschoolers and their Parents, LEAP）（Hoyson, Jamieson, & Strain, 1984），以及

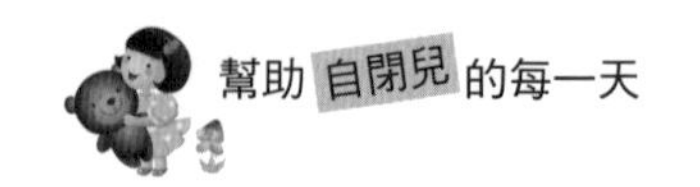

自閉症與溝通障礙兒童的治療與教育（Treatment and Education of Autistic and Communication Handicapped Children, TEACCH）方案（Mesibov, Shea, & Schopler, 2005），這些是「依概念組織起來的整套做法與要素，用以介紹一系列廣泛的技巧與能力」（Odom, Boyd, Hall, & Hume, 2010, p. 425）。另一種類型是焦點介入方式，其「旨在產生特定的行為或發展成果」（Odom, Collet-Klingenberg, Rogers, Hatton, 2010, p. 276），實例包括影片示範、提示、增強和視覺支持等技巧。

所建議的做法強調介入必須是有實證依據的，而且美國小兒科學院（American Academy of Pediatrics）（Myers & Johnson, 2007）與自閉症兒童教育介入國家研究委員會（National Research Council Committee on Educational Interventions for Children with Autism, 2001）針對這兩種類型的介入中哪些方法是有實證基礎的，出版了研究報告。這些出版品對於專業人員和家庭是相當有助益的；然而，如Strain、Schwartz與Barton（2011）所指出的，這些出版並不保證 ASD 孩童

> 可以得到系統化與有效的指導。系統化和有效的指導不僅是指教育者擁有充滿著經國家專門委員會判定是有實證基礎的策略之工具箱。教育者還需要知道如何分辨其學生的指導需求，發展處理這些需求的指導計畫，之後再根據學生的需求來選擇適合的指導策略來安排。（p. 324）

有些治療模式和介入方式被視為是以行為為基礎的，然而有些則被認為是發展性的。有些合併了兩種方式，填補了歷史上一直有爭議的落差。如Leach（2012）所說：「從行為和發展觀點的傑出研究者和實務工作者的成就中有很多值得學習的，來自兩個觀點的優勢有助於成就對於 ASD 幼童高品質的介入。」（p. 70）如 Leach 指出的——亦和在行為與發展兩種介入方式有大量訓練的本書作者（Crawford 和 Weber）在其經驗中所證實的相同——許多策略兩種介入方式都會使用，雖然名稱可能不同。

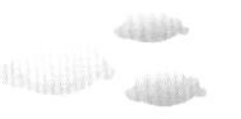

有些文獻中的治療模式和介入已被認為對較大的兒童是有實證基礎的；然而有些僅有很少或完全沒有應用於嬰兒及／或幼兒的研究。如果比較認知和溝通過程、學習特徵和日常作息，嬰幼兒和學齡前兒童之間有明顯的差異（Zwaigenbaum et al., 2009）。因此，EI提供者必須綜合他們在發展、自閉症研究和建議的做法等方面的知識。其中一個建議的EI做法是教練式訓練（coaching）。根據Rogers與Vismara（2014）：

> 公立的介入服務中，出生至三歲領域目前的做法是以個案為中心、在成人學習的架構下進行，而非專業導向的架構，這反映了IDEA明顯的對以家庭為中心的重視。如在出生至三歲領域的成就廣為人知且相當受歡迎的Rush與Shelden所倡言（2011），教練式訓練已經取代了家長培訓，成為家長—專業人員互動較受歡迎的架構，面對面的支持有障礙的幼童。（p. 759）

Rogers與Vismara繼續提問：

> 針對不同家長的成人學習風格，我們如何整合以家長為中心的教練式訓練以及個別化，與ASD家長介入方式所強調的有實驗基礎的做法、一致性，及成人行為改變？這是許多ASD早期介入團體的對話和處遇修正之起始點，我們期望未來幾年在學術文獻上將開始出現整合。（p. 760）

作者（Crawford和Weber）發現教練式訓練策略對許多家庭很有效。照顧者需求、家庭需求和資源以及照顧者在介入方式中的互動都會影響EI的效果（Strauss et al., 2012）。立法和政策都強調了和照顧者的合作關係之需要〔《障礙個體教育增進法案》（Individuals with Disabilities Education Improvement Act [IDEA] of 2004, 公法108-446）〕。現今培養服務提供者對成人學習的認識已是EI廣為接受的做法，如此一來，他／她才能夠幫助照顧者學習如何在日常作息中透過他／她的投入協助孩童。教練式訓練必須使用成人學習策略以促進照顧者反思他／她的行動已產生有效的改變，並經由和服務提供者一同規劃以創造一個進一步發展的計畫、 觀察兒童、計劃他／她將執行的行動、對成功與不成功有所反思，以及在照顧者與服務提供者之間有所反饋（Rush & Shelden, 2011）。教練式訓練服務輸送模式聚焦於強化照顧者—兒童之間的交換。這種聚焦於照顧者的模式，需要服務提供者了解對支持孩童發展有幫助的實證介入，並且在與重要照顧者的合作中嫻熟於教練式訓練步驟的使用（Woods, Wilcox, Friedman, & Murch, 2011）。

教練式訓練有兩個要素：以家庭為中心以及使用家庭認同的環境。以家庭為中心的做法必須徵詢並尊重照顧者的觀點，確保照顧者在做決定的步驟中有平等的參與，認清照顧者做決定的權利（Dunst, Trivette, & Hamby, 2007）。家庭認同的環境包括藉由社群和日常作息來促進成長與發展（例如，服務提供者可能協助一個家庭將聽從指示植入洗澡時間或將大動作發展帶入公園的出遊中）。自然環境（Natural environments）是 IDEA 2004 年 C 部分使用的詞彙，指的是所有嬰幼兒典型的環境。孩童透過參與他們的每日活動來學習，這提供了孩童在每日生活中有許多的介入機會（Woods, 2008）。

在介入 ASD 孩童時，作者發現許多每日的事件受到孩童的技巧與表現所影響（例如，當季節變化時拒絕穿上較溫暖的睡衣、挑食、對生日派對上的噪音有所反應、對於轉變有適應困難）。在這些日常作息中，訓練照顧者提供了促進在每日經驗中改變所需的學習與支持。作者之一和一個家庭合作，此家庭中除了行為健康系統的服務提供者外還有數名 EI 提供者，前者在孩童坐在桌邊時訓練單一的技巧。當作者詢問家長所遇到的困難時，他們提出一些頻繁發生在日常作息中之困難行為的經驗，例如在洗澡期間逃離浴缸、外出購物、穿新鞋時。家長提到無人幫助他們面對這些困難，所以治療師將她的療程安排在洗澡、購物及穿新鞋的時候。治療師和家長合作找出對家庭有效的辦法。家長對於支持感到欣慰與感謝，這讓他們的生活更輕鬆，也促進了與孩子之間的正向關係。

在日常作息中進行訓練是一個快速解決問題的有效過程，並且讓照顧者能夠學習策略以幫助他們的孩子在自然學習環境中發展新技巧。EI 提供者經常需要提醒家庭，EI 服務可以、也應該發生在家庭的日常作息中。在作者的經驗裡，有些家庭對此輕鬆接受，然而對有些家庭來說，這是需要努力的過程。家庭可能有其他服務模式的經驗，例如去門診診間，或者他們可能遇到過沒有使用教練式訓練和以家庭為中心模式經驗的 EI 提供者。第一次接觸時，在個別化家庭服務計畫（individualized family service plan, IFSP）過程與療程之中，透過詢問孩童每日經驗中的問題，向家庭解釋並闡述 EI 的哲理，會有所幫助。

基於排程的限制，將家庭常規與治療時間加以整合可能是有難度的。作者發現，和照顧者為了下一個療程發展一個計畫，有助於促進在日常作息中進行訓練。舉例來說，作者詢問照顧者是否能夠在接下來的治療中計劃讓孩子刷他／她的牙齒、穿好衣服、吃早餐、擦地板，或和照顧者去雜貨店購物。家庭的信念系統也能夠影響作息本位的介入。作者之一和一位母親合作，這位母親以為治療應該是要完成像拼圖這類的任務，或加強諸如模仿與用手指來要求餅乾的操練。她認為其他活動是「浪費時間」，因為她的兒子還學得不夠。她起初非常不情願將策略與技巧執行於每日常規中，但在持續的鼓勵之後，這位母親同意在治療師到達之後再幫兒子換衣服。治療師立刻注意到這位母親匆忙地幫孩子穿衣，而孩子並未注意到此過程，且母親和孩子之間沒有互動。治療師建議母親將孩子轉向她，這讓孩子有機會偶爾會注意到母親的臉孔。治療師接著訓練這位母親把握這段時間說出衣物和身體部位，並且加入簡單的指令，如「把你的手給我」和「手舉起來」。治療師建議母親在完成幫孩子穿衣時使用代表「都好了」的手勢，這是孩子之前和音樂治療師一起時在曲子結束後會使用的手勢。這位母親之後說道：「我不敢相信那些小變化帶來的改變。就像他在『那邊』了，而不是在他自己的小世界裡的什麼地方。」她也告訴治療師，在接下來的假期裡她計劃要「做那個穿衣的事。像是將他轉向我，確認他在『那邊』。我們可以在散步時這麼做，或者在買冰淇淋或做任何事的時候。」

許多家長接受教練式訓練模式，並且非常成功地透過多樣化的日常作息整合策略以促進孩子的發展。有些家長尋求資源以達到每週有一定的時數，根據國家研究委員會（National Research Council, 2001）的報告，通常建議是至少每週 25 小時的「積極參與於密集的指導課程中」（p. 219）。這項建議已成為許多研究者、行政人員、發展小兒科醫師和其他此領域專業人員的話題，因為對於「積極參與」的解釋有很大的變異，且對於嬰幼兒適合的介入類型與對於較大孩童需要的介入是相當不同的。根據 Leach（2012），許多專業人員與照顧者將建議的每週 25 小時錯誤解讀成一對一指導。許多人並不了解，積極參與可以在與家長和其他照顧者在家中和社區的置入學習機會中達成，且不知道 EI 提供者在訓練家庭成功參與孩童每日學習機會中能夠扮演的角色。如 Strain 等人（2012）建議的：

> 研究社群的挑戰是，無論如何，不要試圖以具體的時數處方回答 ASD 幼兒和他們的家人關於強度的問題，而是要給予一個判斷支持需求及這些需求是否得到滿足的程序。（p. 326）

2

支持家長從懷疑到診斷再到服務

通常，在得到ASD診斷之前，服務提供者、家庭，或這兩者可能都對孩童的行為和／或發展有所質疑。關切的部分可能包含溝通遲緩、重複性行為，及／或對社會互動缺乏興趣。持續地詢問照顧者關於他們所關注的事項、優先考量和困難，很可能會引發一場關於發展議題的討論。在確定了關注事項之後，下一步通常是判斷這些徵兆和症狀是否需要進一步評估，以排除 ASD的診斷。許多EI提供者對於要起始此程序感到不自在，而在Tomlin、Koch、Raches、Minshawi與Swiezy（2013）的一個研究中發現，EI提供者感覺尚未準備好做這件事。

EI 提供者不具備提供診斷的資格，但通常必須在評估或提供持續服務的過程中讓家庭知道孩子有潛在的徵兆。某些時候，當EI提供者開啟這個對話時，家長感覺鬆了一口氣；而有些時候，家長並不歡迎這樣的討論。當作者之一在一個初次評估團隊中服務時發現，詢問家長是否有任何人曾經提起他／她對孩子的重複性遊戲、大發脾氣、眼神接觸困難或任何孩子曾展現出的潛在徵兆之關切，會有所幫助。許多時候，這會引發諸如「有，我媽媽認為他是自閉症」這樣的說法。詢問是否有其他家庭成員表現出類似的溝通遲緩也會有所幫助。有時，家長會回應說一位表親或其他親戚有類似的情況，接著可能會繼續說出那人有自閉症的診斷。當家長提出了自閉症一詞，相較於由服務提供者向家長介紹此詞彙，其壓力會比較小。在後面的例子中，家長對於這種討論的反應比較可能是驚訝的、震驚的，或尚未準備好的。

許多時候，家長會詢問服務提供者是否認為孩子有自閉症。服務提供者必須告訴家長他們無法下診斷，但服務提供者應該誠實地告知他們對於潛在徵兆的關切。即使服務提供者說明他們無法下診斷，家長們仍然會希望他們根據經驗提供看法。一個母親——她的孩子在兩歲時確定診斷，最近開始參加一個學齡前課程——向作者之一表達了她的挫折。她說，她向女兒的團隊詢問他們是否認為她的女兒有自閉症，結果無人回答她的問題；團隊成員反而問她是否想要有後續的評估。這位母親正處在認識自閉症的過程中，她想要知道團隊對於她女兒和診斷相關的優勢能力與需求的意見。她認為團隊在意的是說「對的話」，而非回答她的問題。疾病管制中心（CDC, n.d.）為了協助服務提供者去面對這種對話的困難，於《與家長對話要點》（*Tips for Talking with Parents*）中提供了以下的建議：

- 強調孩子的某些能力，讓家長知道孩子在哪些方面做得不錯。
- 使用像是「認識徵兆！及早行動！」的信息單張。這能讓家長知道你的論點是基於事實，而非僅出於感覺。
- 談談你在照顧孩子過程中所觀察到的特定行為。使用成長里程碑的信息單張作為指引……。
- 試著開啟討論。不時停下來，給家長時間去思考及回應。
- 若孩子是家中的老大，要想到家長可能沒有足夠的經驗去了解孩子該要達到的成長里程碑。
- 傾聽並觀察家長，以決定如何繼續。留意說話的語調和肢體語言。
- 這可能是家長第一次開始注意到自己的孩子可能有遲緩。給家長一些時間去思考，甚或也和孩子的其他照顧者談談。

評估過程

EI 提供者或家庭醫師可能會將幼童轉介給神經專科醫師、發展小兒科醫師或臨床心理師，以進行評估並確立診斷。有些 EI 方案有簽約的心理師、發展小兒科醫師或能夠提供 ASD 診斷的機構，或可能提供一個有來往的人員或單位清單。有時，家庭可能會主動和小兒科醫師討論，而有些時候則可能是由醫師起始表達關切。各個社區的資源不同；根據西蒙斯自閉症研究行動基金會（Simons Foundation Autism Research Initiative）的資料，專精於自閉症領域的評估者和健康照顧提供者是不足夠的，這導致「診斷瓶頸」（DeWeerdt, 2014）的出現。此瓶頸通常是指家長在診斷確認或排除之前需要等待一段漫長的時間。在這段期間，EI 提供者可以藉由回答家長和照顧者的問題來協助對他們的支持，並聚焦於家長的優先考量與孩子的優勢能力和需求上。雖然得到一個明確的診斷可能讓家庭受到很大的衝擊，但診斷本身並不會改變孩子在特定時間的需求。舉例來說，一個尚無法用手勢或語言溝通的兩歲孩童，無論他是否有自閉症、非特定的發展遲緩或唐氏症，都需要培養溝通技巧的策略。EI 提供者是聚焦於孩子的學習能力和需求，而非孩子可能得到的診斷標籤，並協助支持家庭度過這個過程。

當家庭在確定診斷的過程中，EI 提供者通常能夠提供支持。在孩子接受評估後，家長在聽取回饋之前會感到極度焦慮（Abbot, Bernard, & Forge, 2013），有一個報告發現，有些家長在診斷之後展現出中度至重度的創傷後壓力症狀（Casey et al., 2012）。在診斷之後的時間是家長迫切需要得到關於 ASD 的訊息和協助了解這些訊息之時（Bradford, 2010）。對於能上網的家庭來說，網際網路是一般的資訊來源，但那些資訊並不一定正確（Reichow et al., 2012）。家庭會難以判斷哪些是高品質、有研究實證的資訊，及哪些可能是民間傳聞。一些保證會有正向結果的特殊飲食、維他命及其他資訊很吸引人且很有說服力，估計約有 32%至 92%的 ASD 孩童家長會嘗試這些另類的方法

（Matson, Adams, Williams, & Rieske, 2013）。照顧者會發現網路上有許多關於特定治療的說法，雖然這些針對ASD和其他發展狀況的治療之安全性和益處通常並非以實證為基礎（Di Pietro, Whiteley, Mizgalewicz, & Illes, 2013）。服務提供者能藉由建議有實驗實證支持的資源來協助家庭，且當家長選擇了未經證實有益的療法時，服務提供者應以不帶批判的方式提出問題並提供資訊。

診斷之後

家庭可能會被關於服務的種類、持續的時間與密集度等各種建議淹沒，且當他們想要做出對他們來說是正確的決定時，可能會感到極大的壓力。許多家庭提到他們感到「必須」採納所有建議的服務，而且他們還常常必須在沒有支持的情況之下，自己將來自各個不同系統的服務拼湊起來。舉例來說，Maya的發展小兒科醫師建議在EI以外，另外安排20小時的居家治療以及私人的語言和職能治療。Maya的父母還有另外兩個小孩，且有全職的工作，很難找到時間去尋找願意接受他們保險的服務提供者，也很難找到時間去滿足Maya的需求及平衡其他家人的需求。來自於小兒科醫師、EI提供者、行為健康人員、家庭及朋友的資訊和建議或許可以、也可能無法互相搭配。即便在EI自己的系統內，團隊成員間也可能缺少合作與協調，而導致發展出現斷層及代償性技巧。

此外，有時候服務提供者著重於各個發展領域的發展軌跡，而對於已經對家庭造成影響的日常行為困難卻沒有提供協助。舉例來說，Cooper的EI提供者對於如何運用策略來增進他的發展技巧給予了絕佳的建議，但卻沒有意識到他的用餐時間、進出浴缸和汽車座椅對於所有人來說都是極大的壓力。Cooper的EI提供者假定他的行為需求可以透過行為健康系統得到滿足。有無數的家長都發現，自己身處在一個不僅必須很快地認識各種不同的系統與專業、同時還必須耗費大量的時間與精力扮演個案管理者的角色，來協調各類

人員和系統。一位母親告訴其中一位作者：「我現在很討厭星期一。星期一代表打電話，我必須為我孩子所需要的每一樣東西去爭取。我有一堆事情要做，而這些電話像是永遠講不完一樣。經歷這些，讓我感覺自己都老了，這真的是很大的損耗。」

決定治療方式

研究者們一致認同自閉症幼兒的服務應該著重在社交溝通，而有許多治療方案和策略就是這樣做的。這些治療方案和策略落在一個連續體上——一端是單一嘗試的行為介入，另一端則是發展導向的做法（Wetherby & Woods, 2008）。

單一嘗試訓練（Discrete Trial Training, DTT），由 Lovaas（1987）所發展，亦稱作單一嘗試指導（discrete trial instruction, DTI）。DTT 和 DTI 教導孩童在特定的情境發生時，展現特定的回應，並利用提醒和激勵以確保回應的發生。舉例來說，Lydia 被使用 DTT 教導配對一樣的圖片。她的特殊指導員在桌上放置一張圖片作為開始，並給予 Lydia 一張一樣的圖片，說「配對」。她給予 Lydia 肢體協助，讓她將圖片放在配對圖片上，接著給 Lydia 一個熱情的擊掌。隨著時間，特殊指導員有組織地減少她的協助、增加圖片選擇的數目，並減少擊掌的頻率，直到 Lydia 能夠獨立一次拼出一組五張的圖片。

許多人以為 DTT 是應用行為分析（applied behavior analysis, ABA）的同義詞。然而，與一般所認為的恰恰相反，ABA 並不是一個方法或技巧的同義詞。以 ABA 為基礎的介入，從以一對一治療環境來執行的方案，到包含以典型發展孩童作為模範的較自然方案都有。有些 EI 提供者是經過認證的行為分析師（Board Certified Behavior Analysts），而有些則是具備行為分析原則的經驗和訓練。有效的指導性與行為管理策略通常都屬於 ABA 的應用。

ABA 包含七個面向：應用的（具有促進生活的社會意義）、行為的（基於一個需要改善且可以測量的行為）、分析的（行為的改變是介入的結果）、技術的（以一種能夠複製的方式描述）、有系統的概念（由相關的原則而產生）、有效的（顯著地正向改變行為），以及可概化（不受時間、人與環境的限制）（Cooper, Heron, & Heward, 2007; Leach, 2012）。ABA 的一項重要成分是以下三個名詞的組合：前情（antecedent）、行為（behavior）、結果（consequence）。此組合被視為是行為的 ABC，可由下列例子中看出。Rosie 的爸爸要出門上班時向她說再見，Rosie 揮手，因此爸爸微笑並給她一個飛吻。前情是 Rosie 的爸爸說再見，行為是 Rosie 揮手，結果則是爸爸的微笑和飛吻。若改變前情及／或結果就會導致行為的改變。DTT 是 ABA 的一種，它將一種技能拆解為一個個單一的任務，通常會使用重複和特定的提示來訓練這些任務，而且會逐漸消退提示，以確保成功及熟練。應用口語行為則是合併了 DTT 與 B. F. Skinner（1957）所認定的語言分類系統。在 Skinner 認定的語言中，有四種和非常年幼的孩童有關：祈使句（mands）（要求）、命名（tacts）（標籤）、複述（echoics）（重複聲音、言語或詞彙）及補足字句（intraverbals）（填入聲音、言語或詞彙，或回答問題）（Barbera, 2007; Leach, 2012）。核心反應治療（Pivotal Response Treatment, PRT）（Koegel & Koegel, 2012）也是一種 ABA，它與 DTT 不同，是在自然作息中發生，強調自然產生的結果或增強物（Leach, 2012）。

由於 PRT 是在日常作息中執行，因此在連續體上是比較接近發展導向的做法。Wagner、Wallace 與 Rogers（2014）從許多自稱為發展導向的做法中找出了五項常見的特質：遵從典型發展的順序、使用發展科學的原則、以建立人際關係為基礎、以兒童為中心，以及以遊戲為基礎。發展導向的做法包含 ESDM（Rogers & Dawson, 2010）；發展性、個別差異、關係本位模式（Developmental, Individual Differences, Relationship-Based Model）（DIRFloortime; Wieder & Greenspan, 2001）；Hanen 的超越語言（More Than Words）（Carter et al., 2011）；共享式注意力促成的學習（Joint Attention Mediated Learning）（JAML; Schertz, 2005）；共享式注意力象徵性遊戲參與及調節（Joint Attention Symbolic Play Engagement and Regulation, JASPER）（Kasari, Gulsrud,

Wong, Kwon, & Locke, 2010）；人際關係發展介入（Relationship Development Intervention, RDI）（Gutstein & Sheely, 2002）；反應式教育和語言前期情境教學法（Responsive Education and Prelinguistic Milieu Teaching, RPMT）或自然情境教學法（milieu teaching）（Schreibman & Ingersoll, 2011）；反應式教學（Responsive Teaching, RT）（Mahoney & MacDonald, 2005）；社交溝通、情緒調節與人際交流支持（Social Communication, Emotional Regulation, and Transactional Support, SCERTS©）（Prizant, Wetherby, Rubin, Laurent, & Rydell, 2006）；和結構化教學法（TEACCH, Marcus & Schopler, 2007）。在美國自閉症之聲（Autism Speaks）網站上，ESDM 被描述為一個「整合以人際關係為焦點的發展模式和應用行為分析實證實務」的方案（Autism Speaks, 2015a），此為混合式做法的趨勢之證明。

許多治療方式曾以較年長的孩童做過研究，但針對嬰幼兒的研究卻很少（Boyd, Odom, Humphreys, & Sam, 2010）。此外，治療方式通常是以整合性治療套組或「品牌」做法為主。當家庭和專業人員試圖進行研究中所使用的介入方式時，他們通常無法判斷是治療套組中的哪一部分造成的改變、無法確定詳細的治療套組，及／或無法複製和研究中所做完全一樣的程序（Rogers & Vismara, 2014）。

提供給嬰幼兒的服務之頻率和強度變異性很大。有一個假設是越多越好；然而，對此假設卻只有很少的實證支持（Rogers & Vismara, 2014）。在國家研究委員會（National Research Council, 2001）的研究報告中建議，有ASD的孩童每週應該至少有 25 小時的教育服務，一年 12 個月，藉此讓孩童參與「針對確定的目標，系統性計畫的適合其發展的教育活動」（p. 220）。該委員會也提到服務的地點和內容「應該以個別個案為基礎，依孩童和家庭兩者的特質而定」（p. 220）。這項報告所說的是個別化教育計畫（IEPs）而非個別化家庭服務計畫（IFSPs），或許是因為在當時，診斷為自閉症的三歲以下兒童還不常見。

在作者們的經驗中，基於國家研究委員會的建議，許多診斷醫師會給有自閉症的孩童相同的建議，卻未考慮到這些建議是針對三歲以上孩童的。此外，診斷醫師的建議有時並未考慮到孩童的環境。有些家長非常能夠積極參與孩童的一天作息，而有些家長則需要較多的支持。同樣的，有些孩童就讀的學前教育機構或幼兒園具備能夠滿足ASD孩童需求的人員，然而有些幼兒園的人員則缺乏這方面專長、經驗或支持。因此，孩童所需的服務頻率與強度必須考量多種因素，而非僅只是診斷。針對嬰幼兒的實務建議包括訓練家庭和照顧者在日常作息中進行介入的方法，並且要探究由家長以此種模式實行介入之成效。許多接受 EI 的嬰幼兒每週接受 3 到 4 小時的服務，在此期間，家長學習如何將介入策略融入在一天作息中，這提供了達成建議的 25 小時積極參與的方法（Wetherby & Woods, 2006）。雖然由家長執行的方案尚未呈現出和由治療師執行的長期、密集性課程一樣的影響，但這並不代表它們不能夠有一樣的效果，因為由家長執行的方案其頻率與強度都不相同。除此之外，這些研究還有一些影響他們研究結果的方法學方面的挑戰（Rogers & Vismara, 2014）。

家庭壓力

取得診斷、篩選出關於自閉症與自閉症介入的資料，以及嘗試做出最好的決定，對於家長來說可能是相當有壓力的。某位家長在他們的女兒即將滿三歲、將從EI轉入學前方案的最後一堂課中詢問作者之一，是否他們應該在學前方案所提供的之外，另外再安排門診治療。EI 提供者說，她認為他們需要根據女兒的需求、他們對她的優先考量以及他們的排程來做決定。她提醒家長可以先做一個決定，之後或許再做改變。EI 提供者詢問他們，當他們同樣也有ASD診斷的兒子三歲時，他們做了什麼？他們開始回想兒子是如何及何時被診斷的：「他們迅速展開了PT（物理治療）、OT（職能治療）、語言治療、一位國際認證行為分析師與一位行為助手的治療、學齡前方案、水中治療，以及騎馬治療，因為他們不想錯過任何事，且希望他們的家人和其他人知道他們在做所能做的一切。」診斷他們兒子的醫生告訴他們，在五歲之

前是關鍵發展期，因此他們感到要盡量把握任何他們能夠得到的服務之巨大壓力。他們提到這段期間如何給他們的家庭、婚姻和他們的健康帶來龐大的壓力。他們很慶幸自己及時意識到這樣的狀況，並在壓力造成更大的影響之前縮減了他們的團隊和活動。他們建議家長應該在全家人的需求與自閉症孩子（們）的需求之間尋求平衡，並說：「做你認為適合你的。你需要找到平衡，別讓他人所想的遮蔽了真正適合你的，這會讓你瘋掉。別把你所有的精力用在不能改變的事情上。」

另一位家長在她孩子的評估過程中被一堆不熟悉的縮寫淹沒，她詢問如何能夠幫她的孩子得到「一個 ABA」。當她得到了建議之後，還需要尋求幫助以了解這些專門術語和資源的支持，才能理解這些服務以及提供這些服務的人。同樣地，另一位被告知她的小孩應該接受ABA的家長，在接受服務期間通常會詢問：「你剛才做的，就是 ABA 嗎？」她疑惑 EI 服務是否就是ABA，並且努力去判斷什麼是她應該接受的、ABA應該是怎麼樣，以及是否她的孩子正在接受她希望他得到的服務。另一個家庭認為像是指出書中的圖片、配對形狀，及玩拼圖等任務，就等同於 ABA。這個家庭拒絕將策略置入日常作息中，他們認為如果孩子沒有從事拼圖及其他類似的活動，就沒有在做 ABA，那麼時間就浪費掉了。

除了有被與ASD治療相關的「眾多名詞」淹沒的困惑外，另一個壓力源是來自家庭關係動力可能出現的改變。這可能發生在伴侶或是延伸家庭的成員之間。作者們注意到，常常當參與EI服務的主要照顧者扮演其他照顧提供者的「指導者」角色時，其搭擋對於被告知要做什麼或如何養育子女可能會顯現出怨恨、憤怒，和／或能力不足的感受。作者們偶爾會聽到像是「不是這樣」、「不要做那個」，或「你應該……」的評論。此外，不同的教養風格或角色可能是另一個衝突來源。如一位母親說：「因為 John 長時間工作，他認為當他回家時就是與Evelyn玩的時間。我是那個白天必須辛苦訓練的人，而他完全不知道我經歷了什麼。Evelyn 甚至不會像對我那樣對他大發脾氣，怎麼會發脾氣呢？跟爸爸一起的時間總是歡樂和遊戲。」另一位母親分享：

「即使我告訴祖母當他想要果汁時，她應該告訴他『要用說的』，她仍是直接拿給他。她不認為他應該用說的才能得到他想要的。」這樣的紛爭可能需要社會工作服務或諮商服務來協助解決。

根據 Bailey（2008），除了和服務輸送相關的壓力源外，有 ASD 幼童的家長常常還提出關於經濟、取得適當健康照護的管道、時間管理，以及平衡就業和孩童需求的影響，包括可能需要從工作請假以配合約診、減少工作時數，或在某些情況需要辭去工作以照顧孩子等。有些家長在診斷確立之後，對於未能把握時間在診斷前尋求介入而感到生氣。有些家庭對於他們的擔憂獲得了證實而感到鬆了一口氣，然而有些家庭則感到訝異或失望。罪惡感也是自閉症孩童的家長曾提到的感覺，這種感受對於參與 EI 過程可能會是一個阻礙（Durand, 2014）。

有些家長，在接獲學前班或兒童照顧課程的報告說他們孩子有些困難之後，會擔心自己被認為是有錯的。之後他們會變得較不投入，同時心想兒童照顧或學前班的人員覺得他們是「壞家長」。一個在兒童照顧機構有行為困難的孩童，當老師將他們的日常紀錄，包括孩童所有的行為問題送回家時，家長會感到心煩意亂。在兒童照顧中心的課程中，老師會針對孩童行為的進步給予正向評價。EI 提供者建議老師將她的評價寫在日常紀錄上，但老師說紀錄只是針對問題行為。EI 提供者告訴那位老師，家長對於日常的壞消息是多麼的沮喪，因此老師說當他們在每天課後來接孩子時，她將會特別告訴他們正面的評價。

有些家庭裡可能有一個以上的孩子有特殊需求，且有時是一個以上的孩子有自閉症。Ozonoff 等人（2011）發現，在一項針對 664 個嬰兒的研究裡，那些有至少一個年長的手足有 ASD 的嬰兒中，18.7%也有自閉症診斷。他們發現，如果有一位以上的 ASD 年長手足、同時又是男孩，是得到 ASD 診斷最強的預測指標。對於家庭來說，擔心其他孩子也可能有 ASD 的風險，及／或要照顧數名有特殊需求的孩童是重要的壓力來源。

除了擔心家中其他的孩子有自閉症風險外，有些家長也關心一個孩子的自閉症會對其手足造成什麼影響。在一篇文獻回顧中，Tsao、Davenport 與 Schmiege（2012）發現擁有自閉症手足同時具有負面與正面的影響。負面影響包括自閉症孩子的行為帶來的尷尬、手足間較少互動，以及無自閉症的手足有較高的寂寞感；而正向影響則包括健康的自我概念、較少競爭，以及良好的學業表現。但是作者們發現，有些研究結果和其他的研究相互矛盾，這讓研究結果難以解釋。他們建議賦權手足，使其成為介入過程的一份子，對手足、自閉症孩子及家庭整體而言，都能夠有正面的效果。

EI 提供者與家長討論手足在治療課程中的角色是有幫助的，因為一些家長有先入為主的觀念，認為他們必須為其他的孩子安排兒童照顧或替代活動，才能讓有自閉症的孩子從 EI 課程獲得最大的效益。在作者們的經驗裡，一些家長想要將手足排除在介入課程之外，因為他們認為手足會干擾且會減損介入課程的學習潛力。有些家長表示在介入過程中要滿足每個人的需求是有困難的，並且認為有手足在場是有壓力的。作者發現，當家長熟悉了 EI 的做法並且了解其重點是在日常作息與活動後，從處理家長的安適程度開始是會有幫助的。許多一開始在介入過程中排除其他孩子的家長，後來歡迎他們的加入，並且發現這麼做是有助益的。

有 ASD 的孩童之行為可能是家長的一個重大壓力來源（Myers, Mackintosh, & Goin-Kochel, 2009）；因此在 EI 所提供的支持中，一個重要的部分可能涉及教導家長處理困難行為的技巧（National Research Council, 2001）。許多家庭向作者提到他們減少到社區公開場合的外出或行程，因為他們感到會被別人批評。當家庭認為孩子的「特異、不安全或破壞性」（Bailey, 2008, p. 319）行為出現在公共場合十分困難或尷尬時，可能就會導致孤立。當家庭認為其他人對孩子的障礙抱持批判性或負面的看法，或對孩子行為的成因難以理解時，就會減少社會互動，進而可能影響主觀的生活品質（Higgins, Bailey, & Pearce, 2005; Marcus, Kunce, & Schopler, 2005）。這些挫折、孤立和難堪的感受在一位家長對於一次公園外出的評論中凸顯出來，她談到：「我的小孩在公園裡崩潰，她把自己的衣服脫掉，在地上大發脾氣。人們看著我們。我必須努力將半裸和尖叫中的孩子抱離公園。我幾乎無法抱住她，因她又踢又喊的，那真的是很困難。你想會有人說『我能幫你嗎？有什麼我能幫你做的嗎？』不。沒有任何一個人來幫我。」

養育有ASD或相關障礙的孩子會遇到的挑戰可能和那些典型發展或發展遲緩的孩童家長所經歷的不同。典型發展的孩童可能會在公開或私下的場合崩潰、可能會忽略家長、可能不和其他孩子一起玩或分享、可能不尊重他人的空間、可能會生氣，也可能會拒絕合作（Nicholasen & O'Neal, 2008）。至於自閉症孩子，許多相同的行為會因為不同的原因而產生，而且其強度可能和典型發展的孩童不同。在平凡的一天中也可能會發生困難的情況，因為自閉症嬰幼兒常會出現包括攻擊、破壞物品、在不當的時間移除衣物，及自我傷害等行為（Fodstad, Rojahn, & Matson, 2012）。其行為可能和一些自閉症的核心特質有關，像是溝通缺陷、社交缺陷，以及侷限的興趣和重複性行為（Delmolino & Harris, 2004）。有時候家長和服務提供者可能會從不同的視角來理解孩子的行為。舉例來說，一個孩子時常把手伸進父母的眼鏡下方，並用手指按壓他們的眼睛。他的母親告訴服務提供者：「他擔心我們不開心，他在檢查是否有眼淚。」當改變一個行為是很重要的事時，所有團隊的成員不只需要涉入行為功能的判斷，也要參與介入策略的決定。

根據作者的經驗，有些家庭對於要為孩子建立規範有困難，因為害怕孩子不理解為什麼他們會得到這樣的後果。許多家長提到他們對於孩子有自閉症感到抱歉，這讓他們難以對時常發生的行為給予符合發展的處置。服務提供者必須尊重家長建立規範的選擇，在時機適當時教育家長，因為行為可能會因為缺乏恰當的後果而更加惡化。一位母親說她不想規範她兒子的行為，包括丟東西和打人，因為她對於他無法以其他方式溝通感到難過。服務提供者則分享她的擔心，要是孩子繼續這些行為，他可能在即將開始的學前課程會有困難。這幫助了那位母親明白改變兒子行為的必要性，她和服務提供者一起設計了一個溝通計畫，幫助孩子使用其他溝通方式替代丟東西和亂打。

在某些時候，家長將孩子的行為歸咎於孩子的自閉症，但事實上那個行為是符合一般發展的，像是咬和尖叫的行為常可見於一般發展的幼兒，雖然在自閉症孩童身上這些行為可能持續的時間較長，因為他們有社會溝通的障礙。因此，EI 提供者的另一個重要角色，是教育家長認識典型發展及符合發展的行為管理策略。這些策略可能包括從設計環境使其能夠將學習最大化、困難行為最小化，到改變不良行為的執行程序。

當孩童要轉銜至學前方案的時候，對家長來說可能是另一個壓力來源。無論孩童是需要特殊教育或者是如一般發展的，孩童的第一次入學經驗通常對家長來說是有壓力的。家長通常想知道像是師生比、老師的同情心、老師的專業、提供的課程、孩子結交朋友的能力，以及孩子分離的能力等。在某些狀況下，家長有很大的分離困難。當家長有自閉症的孩子時，他們可能也想知道孩子在教室中有效學習的能力、老師對有特殊需求孩童的經驗程度、所提供符合孩童需求之治療種類和數量，以及學校安全和所提供的交通方式等。除此之外，轉銜到學前方案也會對家長造成影響，因為在家中所提供的支持量常會有所改變。如 Dicker（2013）所說，當討論從嬰幼兒服務轉移至學前方案時：

> 從有豐富服務的 C 部分（家長服務，例如諮商、訓練，甚至是喘息服務；一系列的孩童服務，包括照顧、在家或在其他自然環境中的服務等）轉銜至較不優厚且以學校為基礎的方案之 B 部分時，對於有 ASD 的孩童造成了極大的問題。（p. 200）

從一個與 EI 提供者合作並建立了自信和成功感受的過程，進到對轉銜至學校為基礎的服務，家庭通常會感到焦慮（Pang, 2010）。這個過程可能對家庭來說感到無法招架。EI 提供者能藉由提供關於家長權利、評估程序和 IEP 過程等主題的實質資訊來支持家庭，以確保促進他們與學前服務合作的方式來支持家長的需求。在孩子的三歲生日前數個月，關於轉銜至學前方案的對話應即時出現，且必須採取主動聆聽，對於家長的關切不要給予批評或用打發的態度（例如說「一切會沒事的」）。

有ASD及相關障礙的孩童對於其家庭的壓力可能是難以招架的，有可能會產生憂鬱症。不過這並不全然是伴隨負面經驗的局面，有一些照顧者也提到正向的經驗，像是獲得新的觀點、家庭更加密切，以及個人獲得成長。

倡議

EI 提供者除了提供家庭增進技巧和處理行為的資訊與策略外，更扮演幫助家庭找到資源及發展倡議技巧的角色。在不同的社區裡，資源有所不同，EI 提供者通常能夠幫助家長搜尋喘息服務、諮商、孩童照護及社區活動。家長通常是為他們孩子倡議的第一人，而且通常隨著孩子逐漸長大，他們會持續地為社會、經濟、教育和健康照顧等方面的支持而倡議（Ewles, Clifford, & Minnes, 2014; Gensler, 2009）。服務提供者能夠幫助家長理解他們孩子的ASD之複雜性，並協助他們了解各個系統，且學習相關的專業術語。有效的倡議涉及認識ASD及其如何顯露在孩子身上，熟悉教育方針和特殊教育法規，以及協商和調解的運用（Bailey, 2008）。雖然養育有ASD及相關障礙的孩童可能是有壓力的，許多家庭也提到正向的結果，像是自我探索及個人成長，因為他們學會慶祝小小的成就並且很感恩（Bailey, 2008）。

文化考量與泛自閉症障礙症候群

文化因素通常影響家庭以及 EI 提供者和家庭之間的關係。對 EI 提供者而言，對存在於文化群體之間和內部的顯著文化差異保持敏感度是十分重要的（Lynch & Hanson, 2011）。來自不同文化的家庭對於孩子的自閉症診斷及治療規畫有著不同的需求、信念和關切（Ennis-Cole, Durodoye, & Harris, 2013; Ravindran & Myers, 2012）。文化可能影響一個人對自閉症的看法（Griffin, Peters, & Smith, 2007）。根據 Matson 等人（2012），「泛自閉症障礙症候群的症狀是普遍被接受的；然而對於症狀嚴重程度的說法則可能與文化差異有密切相關」（p. 971）。

提供 EI 服務給來自其他文化的家庭時，需要對該文化有所了解，同時也

提供學習的機會。家庭返鄉旅遊時可能會影響到EI服務，有些家庭可能要做一些外出拜訪，因此可能會擔心漏掉EI課程或可能期待可以補上漏掉的幾個星期課程。在某些家庭中，住在家裡的家長或祖父母可能會因探親行程而離家，這可能會加重其他留在家中陪伴自閉症幼童的家長之壓力。在一些文化裡，延伸家庭可能會住在家裡或在家裡停留一段時間。一位母親在為了她來自印度的婆婆之拜訪做準備時，請求治療師避免提到自閉症，她說她並未提及這個診斷，因為在他們的語言裡沒有自閉症這個詞。

文化因素也會影響家長的觀念、期待和互動。一位母親告訴她的EI提供者，她認為她的孩子是「上天賜予的天使，派遣到她身邊，要在地球上做一項特別的任務」。另一位母親在討論行為管理策略時提到，她不知道當她的兒子出現像是搖晃飲料以致讓飲料潑到他的臉上、亂撒貓食，或在嬰兒床裡大力跳動等行為時，她該怎麼做。她說當她小時候在別的國家成長時，曾經因為不良行為受到體罰，但她知道體罰在這個國家是不被接受的。有些家庭可能因為他們的文化差異而感覺受到孤立，而有一個自閉症的孩子，可能更強化了這種感受。家庭可能會孤立自己，對於孩子的非典型發展和／或不適當的行為感到羞恥。一位母親提到在她的出生地印度，鄰居家的門窗都是開著的，這使得和有ASD的孩童社交互動毫不費力。她談到在美國門窗通常緊閉，這種生活型態讓她感到疏離，並且因為孩子的刻板行為以及發展遲緩，而不與其他家庭互動。由於她先生的工作時間長又經常旅行，這位母親提到她有孤立和沮喪的感受。

希望和樂觀

研究顯示，家長感到有希望和樂觀與ASD孩童的正向結果之間有著關聯（Bailey, 2008; Durand, 2014）。Durand（2011；亦參照Durand, 2014）在他的書《樂觀的養育》（*Optimistic Parenting*）中提到一個幫助家庭培養樂觀的辦法，它顯著地降低了壓力，並且對於處理關於孩童及其行為的想法、態度和信念提供了希望與幫助。與其逃避孩子的問題，Durand 鼓勵家庭直接處理問題行為。當家庭改變他們的生活以避免孩子的「誘發物」時，就沒有處理到彈性和轉銜，因而大大降低了孩子在未來的適應和調適能力。因此，EI 提供者能夠支持家庭的一個方式是要求在有困難的日常作息活動中去看孩子。一個母親告訴作者之一：「我們無法和他一起外出，因為當我們要回到屋內時，他會拳打腳踢。」作者鼓勵那位母親考慮在早療課程時安排到戶外進行，這樣他們就能夠一起來解決問題，幫助孩子學習平靜地移動到屋內的技巧。

EI 提供者有能力藉由許多辦法來支持家庭。作者們設計了一個非正式的線上調查，詢問家長們關於 EI 的經驗。有關他們得到的支持言論包括以下這些：

> 有人能幫助我和我先生順利面對養育特殊需求孩子的挑戰。作為一位家長，我們經常會向手足、母親或婆婆尋求建議，但是養育特殊需求的孩子，你幾乎不可能向一個有一般神經發展孩子的人尋求建議。這是一個極大的幫助，我永遠心存感激。

> 是一個安定的作用，讓我確信我為兒子所做的是對的。擁有過去從不需要的 EI 服務、有人為我指引方向，對於我要建立向前邁進所需的勇氣是不可或缺的——不管我對於新得到的 ASD 診斷有多麼害怕和不確定。

> 早期介入對我兒子和我們的家庭來說是無價的。我們學到許多很棒的策略，且因為 EI 提供的技巧性治療，讓我們對於他的未來感到更加充滿希望。

3

行為準則和教導策略

如同所有孩子一樣，有自閉症和相關障礙的孩子也能夠從特別針對他們的優勢能力與需求而發展的教導策略得到幫助。這些教導策略之中，許多是源自於行為準則。行為準則是描述經過充分研究確認的由特定介入所產生的行為改變；策略則是用以將準則付諸執行。本章描述行為準則和教導策略，以協助 EI 提供者設計能夠滿足孩子及家庭需求的介入環境。如同 Strain 等人（2011）所說的：「你可以說我們是一次為一個孩子找出任何有實證基礎的指導策略。如果數據資料顯示當下的指導策略無法產生預期的結果，就必須改變方案。」（p. 324）因此，EI 提供者應該仔細檢視進展，以確保實行的策略確實幫助了照顧提供者，並讓孩子獲得了 IFSPs 中所擬定的技巧與行為改變。

任務分析和技巧成分

嬰幼兒一般透過參與尋常發生的活動而熟練的許多重要日常作息與活動、發展里程以及關鍵技巧都相當複雜且有許多步驟。當孩子在學習一項技能或參與活動時有困難，進行任務分析並檢視組成的技巧將會對 EI 提供者有所幫助。舉例來說，Maria 的母親 Juanita 希望 Maria 能夠玩好幾個月前給她的廚房玩具組——她除了一段時間會去開關微波爐的門和按壓按鈕製造出嗶嗶聲外，總是忽略它的存在。Maria 的 EI 提供者開始思考玩廚房玩具組所需要的許多技巧元素。要能夠玩這類型的遊戲，Maria 必須注意看別人如何使用她的廚房玩具組和／或烹煮，她需要知道物件的功能（例如，如何使用湯匙、杯子、碗和鍋子），她需要能夠運用自己的身體去模仿他人的動作，且她需要將遊戲中的動作排序。

我們可以使用任務分析來教導一個複雜活動的各個部分。舉例來說，模仿攪拌需要觀察在攪拌的那個人，拿起湯匙，將其放進鍋裡，並以轉圈的方式移動湯匙。我們可以運用任務分析來教導 Maria 這些元素以模仿攪拌，但僅有這項技巧並無法幫助 Maria 玩她的廚房組，因為她還必須將攪拌鍋子的技巧結合其他技巧，像是假裝添加食物到鍋子裡以及拿食物給他人吃。Maria 的母親和 EI 提供者不僅需要觀察遊戲活動所涉及的技巧，在教導 Maria 步驟時也需要考慮她的動機，並促使 Maria 主動從事這個活動。

動機和強化

動機是治療自閉症和其他有行為困難幼童時最重要的部分。美國 1980 年代早期的教育部長 Terrell Bell 曾說：「教導時需強調三件事：第一是動機、第二也是動機，而第三（你已經猜到了）仍是動機。」（University of Utah College of Education, 2015）這個原則亦適用於 EI，不僅對孩童而言，對家庭來說也是一樣。當一位 EI 提供者要持續提供服務時，在與孩子初次碰面時他／她務必要詢問孩子在家或在社區裡喜歡做什麼、他／她如何自娛，以及在日常作息中有哪些事進行順利而哪些事則是有困難的。除此之外，找出對家庭來說什麼是重要的，以便能夠將介入聚焦於家庭優先考量的事項也是十分重要的。這項資料會反映在評估報告和 IFSP 中；然而，與照顧者的深度討論有助於為 EI 服務打好基礎。這些問題的答案可以是大量資訊的開端，包括服務提供者能夠用以培養技巧發展的作息活動，以及在日常作息當中存在的成功與困難。由於孩童與家庭的需求會隨著時間而改變，因此服務提供者必須與家庭持續討論，以確保滿足了家庭的優先考量。

要學習新技巧與行為，主動參與是必要的（Partington, 2008），但要讓有 ASD 的幼童主動參與通常是有困難的。EI 提供者需要和幼童的父母與其他照

顧者合作，分析出讓孩子去做他／她所做的事之因素是什麼，以便能夠製造促進學習的機會。可以透過在遊戲和其他作息活動中觀察幼童來判定此嬰兒／幼兒的喜好（例如，孩子玩一件玩具或物件時是否是聽它發出的聲響、看它如何移動、用嘴巴感受或嚐它的味道，及／或將它放在自己身上來感受它）。一旦蒐集到有關孩子動機的資訊，服務提供者就可以開始和孩子建立關係。這個過程的專業名稱各異，你可以在文獻中找到如何跟隨孩子的帶領或和孩子配合的參考資料。這樣的了解可幫助家長和服務提供者找出主動參與孩子的做法，如此大人就可以對孩子有所幫助。

以下是一些讓孩子能夠意識到互動價值的互動方式例子。對於有參與困難的孩子，服務提供者會發現，在遊戲或點心時間將孩童想要的東西拿給他們，有助於增加他們的信任。其目的是在幫助孩童將服務提供者視為一個夥伴，而不是一個只會對他／她提出要求，或闖入他／她的空間的人。許多有自閉症的幼童會花很多時間玩因果關係的玩具及手機和平板電腦等電子物件，對家長、照顧者及服務提供者而言，要與這些容易操作並提供愉悅感官刺激的物件相競爭，通常十分困難。例如 Johnny 每次壓一下螢幕上的圖示，就會出現一張彩色的圖片伴隨著他喜歡的聲音。對於許多還不知道如何操控自己世界的孩童，這些類型的活動通常會變成他們的最愛。有一個很棒的策略是——讓自己變成一個因果關係的玩具。使用重複的話語及手勢，之後暫停，通常能夠引起一個視線和／或微笑，這就開啟了建立關係的過程。有助於大人用以建立關係的重複性活動範例包括：將一個物件放在頭上並開玩笑地打噴嚏、開關玩具車或櫥櫃的門、吹泡泡或拍球。做這些活動時搭配聲音或簡單的語詞通常能夠引起孩童參與。

服務提供者可藉由觀察孩童並蒐集「孩童喜歡做什麼」的資訊，來幫助家長與照顧者發展出一份增強物的清單。增強物能夠增加特定行為在其之後立即出現的可能性。舉例來說，當 Joey 踏出他的第一步時，他的父母大聲鼓掌喝采，於是 Joey 微笑著並踏出另一步。父母的鼓掌對 Joey 的學步來說是個增強物。Samantha 踏出第一步時她的父母也拍手喝采，但她被嚇了一跳，跌到地上，雙手摀住耳朵並尖叫。父母大聲的鼓掌與歡呼對 Samantha 的學步來說並不是一個增強物，反而是一個懲罰物（即：降低在其之前出現的行為未來再度發生的頻率之事物）（Cooper et al., 2007）。因此，某個孩童的增強物對另一個孩童來說可能是個懲罰物。

Gulick 與 Kitchen（2007）曾指出五項關於增強物的有效原則。第一個原則是立即性，也就是增強物必須在目標行為發生之後立即給予，越快越好。第二個原則是適切性，也就是要在想要的反應出現之後才提供增強物，並且只增強那個反應。立即性和適切性都有助於避免無意間增強不受歡迎的行為。舉例來說，Billy 的父母在他把書放回書架之後稱讚他並給他一個擊掌。他們持續和他擊掌，包括在他不小心踩到他還是嬰兒的妹妹的手時。之後，他便故意踩他妹妹的手，並且對於被斥責而沒有得到稱讚感到驚訝。同樣地，Sophia 指向一塊餅乾並且不小心打翻了她的杯子，將果汁灑到桌上。此時她母親給她一塊餅乾，重新將杯子裝滿，並等待她再次指向餅乾。但是 Sophia 卻將杯子弄倒，且在沒有得到餅乾時開始尖叫。增強物的第三個有效原則是強度，即增強物的強度必須足以讓行為顯得值得。Johnny 喜歡被搔癢，所以父親在幫他換尿布時，當他和父親眼神接觸，父親就短暫地幫他搔一下癢。父親發現 Johnny 只在幫他搔癢超過三秒的時候才和他眼神接觸。 增強物的第四個有效原則是變化性，因為若一直使用同樣的增強物組合會導致饜足。Darsh 喜歡上面有字母的起司小餅乾，每次祖母叫他時，他若來到自己的高腳椅，祖母就會給他餅乾。但幾天以後，叫他時他卻不再到自己的高腳椅來了。因此他的 EI 提供者建議，當叫他時若他來到自己的高腳椅，可使用各種不同的食物或擊掌和擁抱來增強，因為這些都是他最愛的。最後一個增強物的有效原則是剝奪，因為得到增強物的途徑必須要有所限制，才能保持增強物的價值。Maria 的母親試著使用手機誘使 Maria 坐在便盆上，告訴她：「先坐下，你就可以玩我的手機。」但是由於 Maria 的祖母整天都讓她玩她的手機，所以 Maria 拒絕坐在便盆上。一個對小孩來說有力的增強物可能是他／她最喜愛的點心、特別喜歡的玩具或泡泡，但是如果孩子剛吃完午餐、整個上午都

在玩喜歡的玩具，或是之前十分鐘都在吹泡泡，這些「增強物」就會失去它的效用，因此當下就無法作為增強物。在環境中各種增強物之間的干擾也是需要考量的。搔癢和躲貓貓在電視關著的時候可能是很棒的增強物，但是當孩子最喜歡的節目正在播放時，這些活動對孩子來說可能就不重要了，因為電視是更有力的增強物。

整體來說，如Leach（2012）所提到的，自然和社會性增強物是比較適合使用在幼童身上的。自然增強物是行為自然產生的後果。舉例來說，如果孩子指向一個物品，自然增強物就是得到那項物品。社會性增強物則可以包括擊掌、稱讚、擁抱、搔癢、鼓勵，或一個熱烈的「真好！」這兩種類型的增強物和得到與目標行為或技巧無關的有形物品或活動比較起來，較有助於將技巧變得對孩童具有意義，並且可以增進正向社會互動的機會。

如圖3.1提供的增強物調查表是一項有用的工具，有助於決定讓孩童參與的辦法及判定促進技巧發展之可能增強物。在初次與孩童碰面時，和家庭或孩童所在的照護機構使用此調查表會有幫助，並且須隨著孩童的興趣改變隨時更新。

重複練習

將環境設計成能夠促進重複練習的自然機會是極有幫助的，許多在嬰幼兒生活中尋常發生的作息與活動都提供這樣的機會。早期介入者處於一個獨特的立場，能夠幫助家庭與照顧者分辨可以置入在他們每日生活中的可重複學習的機會。而幫助家庭找到可以減少日常混亂的機會也是極重要的，這樣才不會增加家庭的壓力。舉例來說，如果家長每天早上總是趕著在帶孩子去保姆家前匆促地幫孩子洗澡，那麼將辨識身體部位置入洗澡作息中就不是個合適的建議。重複學習所需要的次數是不斷改變的，且會受到孩子的能力、需求和當下的動機之影響。詳細監控孩童的進步狀況，所得的資訊有助於判定在技巧熟練之前需要多少重複練習的機會。

增強物調查表

說明：這項表格列出一些孩童喜歡的物品與活動。如果你的孩子喜歡其中任何一項，請在對應的空格中打勾，以顯示他／她有多常使用這項物品或參與這項活動。另外還有一些空格讓你可以加上一些沒有列在下面，但你的孩子特別感興趣的事物。

	從不	很少	有時	經常	總是
食物和飲料					
糖果					
薯片					
餅乾					
脆餅					
冰淇淋					
果汁					
牛奶					
蝴蝶脆餅					
感官和社交遊戲					
拍手和歡呼					
感覺風吹在（請圈起那些喜歡的部位）手臂、背部、肚子、腿、頭上					
感覺震動					
追隨手足					
模仿或聽好笑的聲音					
上下跳					
按摩（請圈起那些喜歡的部位）手臂、背部、肚子、頭、腿					
玩追逐遊戲					

圖 3.1　增強物調查　（接後頁）

圖 3.1 （接前頁）

	從不	很少	有時	經常	總是
玩躲貓貓					
打打鬧鬧					
唱歌					
擺盪（毛毯或鞦韆）					
搔癢					
玩具和活動					
黏貼／蒐集／欣賞貼紙					
吹泡泡					
攀爬家具					
著色					
參與胡搞瞎搞的遊戲					
看著書					
搭帳棚／隧道					
拼拼圖					
在地上滾球					
將燈開開關關					
將水龍頭開開關關					
使用套圈圈					
使用形狀分類					
使用因果玩具					
使用模型玩黏土					
使用會旋轉的玩具					
使用智慧型手機或平板應用程式					
看電視／電影					
其他（請具體說明）					

日常作息能夠提供重複練習的自然機會。舉例來說，利用換尿布的作息增進對臉部的注意力，每天大約可以製造六次機會。此外，有些作息像是點心時間或是用餐，在其過程中也能提供重複練習的機會。舉例來說，在用餐期間一項有用的策略，是每次只在孩子的餐盤裡放置少許的食物，這樣孩子就會需要提出要求來得到更多。這項策略在某些時間是恰當的，但某些時間則否。像是當一個孩子非常飢餓，或是家長或照顧者正忙於準備餐點或照料其他孩子時，這項策略可能就不太適合。

形塑

形塑（shaping）指的是在增強行為的同時，引導其越來越接近終極目標。舉例來說，Mohammed 非常抗拒用杯子喝東西，所以 EI 提供者向他的母親示範如何從用杯子觸碰他的嘴唇並給他一個擊掌和歡呼開始。她這麼做了三次之後，將杯子傾斜，讓一點點的牛奶碰觸到他的嘴唇。然後她再次歡呼並和他擊掌。他的 EI 提供者重複這麼做好幾次之後，漸漸開始傾斜杯子讓一些牛奶進入 Mohammed 的嘴裡。他吞下牛奶後，他的母親和 EI 提供者歡呼並和他擊掌。同樣地，Jameel 的 EI 提供者也使用形塑，幫助 Jameel 從直接伸手抓取進步到能夠用自己的聲音來要求。她一開始准許 Jameel 用抓取的方式從他阿姨的手中得到一小片餅乾，吃了幾口之後，她在 Jameel 的阿姨將餅乾給 Jameel 之前請她暫停。Jameel 抬頭看她的阿姨，當他這麼做的時候，EI 提供者請阿姨立即給他餅乾。他們重複這樣做了幾次之後，Jameel 學到了當他看著阿姨時就能夠得到一小片餅乾。在吃了幾片餅乾之後，EI 提供者建議阿姨在 Jameel 看著她之後再等幾秒鐘，看 Jameel 是否能夠用聲音表示他想要餅乾。Jameel 看著他的阿姨，對於為什麼沒有得到餅乾感到困惑，並發出一個聲音像是他在問問題。EI 提供者指導阿姨示範說「餅乾」，並在 Jameel 發出聲音時立即給他一小片餅乾。在短時間內，Jameel 的阿姨和 EI 提供者就成功幫助 Jameel 將要求行為從抓取形塑為用發聲來得到他要的餅乾。當他的模仿技巧進步之

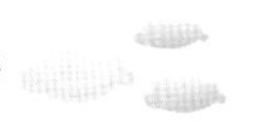

後，他們計劃將這個發聲再形塑為餅乾這個詞彙。形塑包括使用消除（extinction），這是指中止增強一項之前增強的行為（Cooper et al., 2007）。

消除可以是一個有效的策略，但有時它也可能引發困難行為。例如，每當 Philip 在雜貨店尖叫時，他的祖母都會給他餅乾，希望能讓他保持安靜，這樣她才可以購物而不引起他人的注意。結果他的尖叫行為增加了，使得去雜貨店這件事變得非常有壓力。Philip的姨媽正在研究心理學，她告訴他的祖母，她是在獎勵他的尖叫，因此下次當他們去雜貨店時，他的祖母就沒有給他餅乾。而因為在過去尖叫就能得到餅乾，所以 Philip 試著叫得更大聲、持續更久，以增加他的反應強度，因為他認為這樣可能會得到餅乾。Philip的祖母與EI提供者討論了這個問題，EI提供者告訴她這稱為消除爆發（extinction burst）。她建議當他們去商店時，試著在 Philip 尖叫之前就給他餅乾，這樣就可以增強他的適當行為，而不是增強他的尖叫。

提示

提示（prompting）涉及提供線索來幫助孩子做出一個所期望的反應。提示可以是細微的，像是在詢問「爸爸在哪裡？」時朝正確的方向瞄一眼；或是在提供一個像是「要牛奶或果汁？」的選擇時強調其中一個。提示也可以是更明顯或直接的，像是直接引導孩子以確保孩子的反應會是正確的。比較明顯的提示範例包括：引導孩子的肢體去撿起所要求的物品，或帶著孩子到他／她被指示要去的地方。許多提示是介於「細微」和「非常明顯」之間的。EI 提供者必須決定在何時提示、使用何種類型的提示，以及如何在訓練家長和直接治療孩子時減少或淡化提示，這樣照顧者和孩子才可以逐漸獨立而不依賴提示。

有兩種提示的層次結構，分別是由「最少到最多」和「由最多到最少」。由最少到最多的提示是從可能達到期望反應的最不干擾的提示開始，如果未觀察到期望的反應，則再給出次一個較不干擾的提示。相反地，在由最多到最少的提示中，則是先選擇一個確保會成功的提示，然後再選擇次一個較不干擾的提示。如果在短時間內可以有足夠的機會，則提示最能夠順利淡化。表 3.1 和表 3.2 對比了兩種類型的提示層級。表 3.3 則說明了如何將肢體性提示進一步分解為部分提示。通常，如果是新的或具有挑戰性的技能，使用由最多到最少的提示是比較好的選擇，如此可以防止挫折和經常伴隨挫折的不想要的行為，像是攻擊行為或是離開。如果孩子在練習時展現出可以成功的能力時，則可以使用由最少到最多的提示來增加其獨立性。

表 3.1　提示層級：由最少到最多的提示

目標行為／技巧：Laurie 會使用手勢，而不是扔食物或尖叫來表示她想從她的兒童座椅下來。
當媽媽注意到 Laurie 似乎已經吃完時，媽媽期待地看著 Laurie，並聳聳肩像是在問一個問題。
當 Laurie 停止進食，但在她尖叫或哭泣之前，媽媽問 Laurie：「你想要什麼？」
當 Laurie 停止進食，但在她尖叫或哭泣之前，媽媽問 Laurie：「你想要下來嗎？」
當 Laurie 停止進食且似乎已經吃完時，媽媽說：「跟我說『下來』。」
當 Laurie 停止進食且似乎已經吃完時，媽媽示範用手往下指表示要下來。
當 Laurie 停止進食且似乎已經吃完時，媽媽拿起 Laurie 的手並幫助她往下指，然後立即把她抱下來。

表 3.2　提示層級：由最多到最少的提示

目標行為／技巧：Laurie 喝完東西後會走到桌邊，把杯子放在桌上。
Laurie 喝完東西之後，
媽媽把 Laurie 帶到桌子旁，引導 Laurie 的手將杯子放在桌上。
媽媽告訴 Laurie 把杯子放在桌上。
媽媽問 Laurie：「你的杯子要放哪裡？」
媽媽說：「桌子。」
媽媽指向桌子。

表 3.3　肢體提示層級

目標行為／技能：當爸爸去上班並向 Simon 說「再見」時，Simon 會揮手。	
媽媽的提示	Simon 的行為
媽媽拿起 Simon 的手並揮動它。	（不適用）
媽媽拿起 Simon 的手。	Simon 揮動他的手。
媽媽碰觸 Simon 的手臂。	Simon 揮手。

許多患有自閉症的孩子變得依賴提示，而且正如Leach（2012）指出的，這種依賴性通常是由於沒有系統性的淡化提示所造成的。舉例來說，如果Laurie 的母親沒有淡化她的提示，並按照表 3.1 和表 3.2 中說明的層級向下移動，Laurie 可能不會將她的杯子放在桌上，除非有肢體協助或口語指示。她也不會在進食完畢後往下指，除非她的母親示範往下指或問她想要什麼。提示依賴性也可以被視為是一種對提示的反應，而不是對原本應該要引起期望反應或行為之線索做出反應（Cameron, Ainsleigh, & Bird, 1992; MacDuff, Krantz, & McClannahan, 2001）。

EI提供者通常會給予孩童視覺支持以助其建立技能。對服務提供者來說，確保視覺支持不會對幫助孩子認識適當的自然提示產生干擾是很重要的。例如，一位 EI 提供者注意到當她離開 Billy 家時，他並沒有說再見，儘管他回應了母親的提示，說了「Billy，說再見。」EI提供者拍了一張Billy揮手的照片，並且建議 Billy 的母親把它貼在門上，當她要告訴 Billy 揮手說再見時就指著它。她希望Billy能夠回應視覺提示，而不是被告知要做什麼。Billy的母親將照片貼在門上，很快的，每當他的母親指向照片，Billy 就會揮手並說再見。然而，雖然Billy可對一個低階提示做出反應，但他並沒有被教導回應自然的線索——某人正在對他說再見。當 EI 提供者意識到這一點時，她迅速改變了她的策略，淡化了照片的使用。其做法是第一次她站在照片附近說「再見，Billy」，之後隨著時間逐漸移動位置，遮住越來越多的照片。這使得Billy能看著她的臉，如此可幫助他將她的話語和揮手與所需做出的反應連結起來。

類似的情況也出現在當 Anton 的母親某日向他的 EI 提供者說，Anton 從來沒有適當說過「嗨」或「再見」；他只有在被告知時才會說「嗨」和「再見」。 EI 提供者解釋，Anton 是在回應「說嗨」這個提示，而不是在有人對他說嗨的時候說「嗨」。 在下一次治療課時，EI 提供者重複多次離開房間再開心、熱情的返回，並對 Anton 的母親說「嗨」，母親也以誇張的表情對治療師回答「嗨」。重複幾次之後，治療師接著把 Anton 也加進來。她說：「嗨，媽媽！」Anton 的母親回應說：「嗨！」然後她說：「嗨，Anton！」Anton也說「嗨」作為回應。 當治療師下週回來時，Anton的母親驕傲地表示 Anton 現在在幼兒園會恰當地問候他的老師和同儕了。

概化

Anton 之所以能夠使用他的新技能，對「嗨，Anton」做出適當的回應，很可能是因為他的母親照著他的治療師所建議的，在治療課之後的幾天裡製造了練習的機會。她在遊戲作息中使用了他的絨毛玩偶和公仔，此外，每當他的父親或大家庭成員進入房間時，就照著治療師教她的，建議他們對 Anton 說「嗨」，然後期待地看著他，希望能引導他說「嗨」。因為他的母親給了他在各種情況下與不同的人做出回應的機會，因而 Anton 能夠概化這項技能。

當孩子有概化的困難時，通常是因為他們是針對環境中的非自然訊號做反應。舉例來說，在每餐結束時，Landon 的母親拿起毛巾說：「把你的手給我。」Landon 就會馬上照做。當 EI 提供者觀察到這一點時，她請 Landon 的母親在其他作息中告訴 Landon「把你的手給我」，看看 Landon 是否會依她的指示去做。在下一次治療開始時，Landon的母親難過地回報說，當Landon和她一起在浴缸裡時，或甚至是坐在兒童餐椅上由父親協助時，他都沒有聽從指示。EI 提供者詢問了幾個問題，發現母親在浴缸中使用的毛巾與用餐時使用的毛巾顏色不同，而Landon的父親在用餐時使用的則是餐巾紙。Landon是對於用餐時使用的毛巾做出回應，而不是回應口頭指示。一旦服務提供者

意識到這一點，她就能夠給予家庭幫助 Landon 針對口頭指示做出回應的策略。第一步是請Landon的父母在不同的作息活動中使用相同顏色的毛巾，這樣不論在浴缸裡、水槽裡或兒童餐椅上，當被告知「把你的手給我」時，Landon 就會理解對他的期待是伸出他的手來。經過一週的成功練習後，EI 提供者和Landon的母親討論了提示的層級，並示範如何淡化視覺提示（即毛巾）且強化口頭提示（即「把你的手給我」）。服務提供者指導Landon的母親告訴他「把你的手給我」，並伸出她的手來提示他做反應。Landon 沒有伸出他的手，所以服務提供者建議母親將她的手移到他的手旁；然後Landon就把手給她了。服務提供者和母親高興地歡呼，Landon 也笑了。之後每次練習時，母親都將她的手和 Landon 的手的距離拉大幾公分，並在每一次成功時都歡呼，這樣激勵了Landon繼續如此表現。練習五次之後，服務提供者建議他的母親不要再伸出她的手了。令他們高興的是，當她說「把你的手給我」時，Landon 就伸出了手來。服務提供者建議父母也在其他適當的作息活動中練習「把你的手給我」，如果Landon沒有伸出他的手，他們可以使用相同的策略逐漸消退他們的手，以幫助 Landon 學會聽從口語指示。

合作、聽從指示和遵從

孩子在像是更換尿布等作息方面的合作，以及聽從例如「把你的杯子給我」，或在看書時「告訴我狗在哪裡」等指示的合作，是取決於孩子的技能，包括語言理解能力以及動機。當孩子不合作或沒有聽從指示時，必須確定原因是由於缺乏對指示的理解、缺乏指示中涉及之任何步驟所需的一項或多項技能，及／或缺乏動機。在典型發展中，幼兒期是測試極限的階段。一般而言，遵從度在兩歲到三歲時會增加（Kopp, 1982）。由於有 ASD 的幼兒對於理解語言和其他人的意圖有困難，並且基於他們的侷限和重複性行為，通常需要特別針對聽從指示做介入。正向行為策略，如在作者早期著作（Crawford & Weber, 2014）附錄 A 中所列的幼兒要點清單，是一般能有幫助的做法，可以將其調整並應用於家庭中。一旦孩子理解了Premack原則或祖母法則的「首先____，然後____」（Cooper et al., 2007），獲得其合作就容易多了。這樣的例子包括告訴孩童「先把鞋子穿好，然後我們要外出」或「先坐在桌旁，然後你就可以得到一塊餅乾」。要在各種環境與作息活動中與各式各樣的人一起練習這種適切反應，才能幫助有ASD的幼童學會參與及開始等待，這對許多幼兒來說都是一項困難的挑戰。

行為動力

行為動力（Mace et al., 1988）是一種有效技巧，通常能夠喚起對孩子有些困難的特定反應。首先，指示孩子說或做一件對孩子來說是簡單的、且父母或服務提供者相當確定孩子能夠且會去做的事情。孩子的正確反應會受到稱讚、擊掌或其他已知的增強物之增強。在提出一至兩個簡單的任務，並增強正確反應之後，下一個提出的任務稍微比較困難一些，但因為有了成功的動力，孩子會比沒有先完成較簡單的任務時更有可能做出期望的反應。這項技巧在用於日常作息中練習遵從新的指示時非常有效。舉例來說，在洗澡時間練習辨識身體部位時，Juan 的母親執行了服務提供者教她的這個策略。她先讓 Juan 指出兩個他所知道的身體部位——他的鼻子和肚子。每次當他指出正確的部位後就鼓掌和歡呼。他還無法每次都正確地指出他的耳朵，所以接下來母親問他：「你的耳朵在哪裡？」然後他立刻指出來並給自己鼓掌。

確定行為的功能

當孩子表現出令人擔心的行為，例如那些干擾學習或影響孩子或他人福祉的行為時，必須判定行為的功能為何，這樣才能夠給他一個適當的後果，並教導他一個替代的行為。咬、丟東西和拍打是幼兒常見的行為，而有時有ASD 的孩子因為溝通和社交困難，這些行為往往會持續較長的時間。當幼兒亂咬時，有可能是因為他／她正在長牙齒、因為之前用這招從同儕那裡得到一個玩具挺管用的，或是因為亂咬可以讓祖母停止幫他洗臉這項他不喜歡的活動。每一種情況都需要一個不同的後果及／或替代行為來解決孩子的「問題」。例如正在長牙的孩子需要適合啃咬的東西；如果孩子想要某樣東西，他／她需要尋求他人的協助（例如，尋求大人協助、用手勢表示或說「幫忙」），或以適合其發展的方式來得到物品（例如，伸出他／她的手、說「輪到我了」或「我想要」）。如果孩子不能得到該物品，他／她需要等待或找一個替代品；一個想要逃避他／她的臉被擦拭的孩子，則需要以一個較適當的方式來表達「停下來」，懂得自己並不總是能夠得到想要的東西，以及接受擦臉所帶來的觸碰和計畫被打斷。如果行為策略沒有效，通常是因為沒有正確地判定行為的功能。

功能性行為評估（functional behavioral assessment, FBA）是用來判定行為功能的。其程序包括具體定義所關切的行為，並和行為發生時在現場的照顧者進行訪談，以找出在此之前（前因）、期間和之後（後果）發生了什麼事。訪談之後，觀察孩子並蒐集更多關於行為之前、期間和之後發生了什麼的訊息。一旦確定了行為的功能，就可以發展出具體的策略。例如改變環境以避免行為發生、建議一個適當的後果，及／或教導一個替代行為。許多州都透過技術支援機構提供協助進行 FBAs 的資源，且有許多書面和電子資源可供利用。對於有危險性或具有多種功能的行為，可能會需要經過特定訓練和具有專業知識的人來協助進行FBAs。在本書的後面章節將會再進一步探討行為的功能 。

4

處理自閉症核心缺陷的模式

圖 4.1 所示之模式說明了嬰幼兒自閉症的核心缺陷，第五至八章將使用此架構來詳細闡述這些缺陷，並提供介入策略。在三角形底部是**了解自我、他人和環境**（Making Sense of Self, Others, and the Environment）（左）及**彈性**（Flexibility）（右），頂部是**社交溝通**（Social Communication），而中間則是**調節**（Regulation）。

調節

在文獻中，調節一詞用於指稱自我調節、行為調節和情緒調節，在它們之間沒有明顯的區別（Barrett, 2013）。對嬰兒而言，調節深深植根於孩子與他人的關係中，而與照顧者建立連結則是孩子學習管理警醒度、睡眠—甦醒

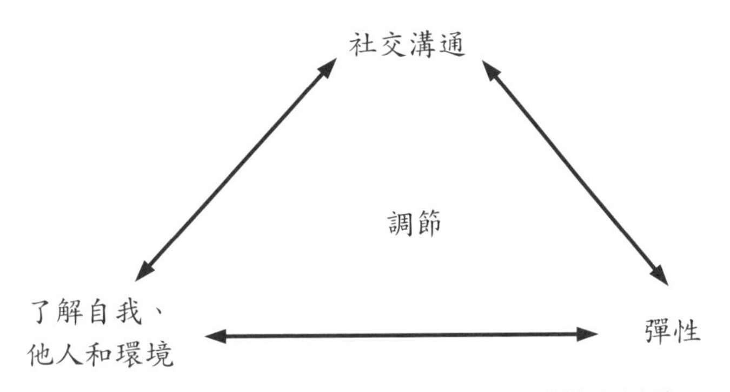

圖 4.1　泛自閉症障礙症候群嬰幼兒的核心缺陷

週期、飢餓、飽足、自我平靜、情緒反應、注意力、聚焦力以及發展體內平衡能力的第一步（DeGangi, 2000; Shonkoff & Phillips, 2000）。當嬰兒或幼兒有所調節時，他／她是平靜、警醒的，並準備好要學習的。相反地，當幼兒疲倦、飢餓、尖叫或逃避不喜歡或反感的感官刺激或要求時，他／她就不是處於一個有利於與人相處或學習的情緒狀態或行為表現。因此，調節能影響冷靜及與他人互動的能力，同樣地，環境也會影響調節。非典型注意力、行為反應力、情緒調節和活動可能會影響早期社會互動的質與量，且已被發現是自閉症的早期指標（Zwaigenbaum et al., 2005）。

了解自我、他人和環境

當嬰幼兒有所調節時，他／她能夠與他人和環境互動——此即是**了解自我、他人和環境**的過程。各種可觀察到的行為可以被視為是**了解自我、他人和環境**的構成要素，包括孩子是否注意到感官刺激、忍受感官刺激、轉移注意力、模仿行動和聽從指示。當嬰幼兒與他人及他們所處的環境互動時，他們透過感覺動作經驗來認識自己的身體。嬰兒從他們的日常經驗中獲得各種觸覺、視覺、聽覺、本體覺、前庭覺、味覺和嗅覺訊息。他們以臉部表情、聲音和動作對這些刺激做出正向或負向的反應，並透過重複的經驗產生出連結。舉例來說，小嬰兒會移動他們的手觸摸柔軟且會發出叮噹聲的玩具，同時咿咿呀呀並微笑。他們會迴避明亮的光線或用紙巾擦自己的鼻子之碰觸，同時顯出不耐煩、嗚咽及做出怪表情。隨著時間，嬰兒學會將許多感覺和動作連結（例如，揮動他們的手臂來擊打一個玩具，這會產生觸覺、視覺和聽覺；感到飢餓而哭泣，因此得到食物；從房間一頭滾到另一頭會產生各種感覺，而且是一種可以拿到想要的物品之方法）。除了對所處的物理環境做出反應以外，嬰兒也快速地認識他們生活中的其他人。從很小的時候開始，嬰兒就會看著照顧者的眼睛，以微笑及皺眉作回應，並學會從日常作息中常見的他人行動、聲音、臉部表情以及話語來預期可能發生的事件。

感覺處理和自閉症這個議題因為有著多種理論和不同的術語而顯得有些複雜。然而，大家一致認為，有 ASD 者對感覺訊息常會有非典型的反應（Baranek, Little, Parham, Ausderau, & Sabatos-DeVito, 2014）。Baranek 等人描述了最常提到且經過驗證的四種感覺特徵：(1)低反應性（即顯現出反應較小或反應遲緩——例如，不會轉向聲響或在一段過長的時間之後才轉向聲響）；(2)高反應性（即表現出誇張的反應或逃避感覺——例如，突然避開觸摸）；(3)對感覺的興趣、重複和探索行為（例如，反覆舔窗戶、長時間盯著天花板上的吊扇看）；和(4)增強的感知（例如，會聽到非常遙遠的飛機聲響、看到螢光燈的閃爍）。有自閉症的孩童對於要在感覺刺激之間轉移注意力也有困難。許多研究顯示，有 ASD 的嬰兒從一個物體或一個人轉移視線到另一個的能力上有缺陷（Sacrey, Armstrong, Bryson, & Zwaigenbaum, 2014）。Hellendoorn 等人（2014）研究了 ASD 孩童的非典型視覺處理，發現非典型視覺行為與社交技能低下有關。同樣地，在有 ASD 的個體身上也發現了非典型的聽覺刺激處理。O'Connor（2012）發現嬰兒、幼兒和學齡前兒童對於聽覺刺激——尤其是語言——較不注意。關於 ASD 嬰幼兒的觸覺處理的研究很少；然而 Foss-Feig、Heacock 與 Cascio（2012）在年幼的學齡兒童身上發現了觸覺尋求行為（例如，反覆觸摸某些布料、沾唾液摩擦手指）和社會障礙增加之間的關係。在作者和 ASD 嬰幼兒相處的經驗中，他們發現對視覺刺激的尋求與反應比聽覺刺激常見。有 ASD 的嬰幼兒經常會長時間地觀看旋轉的物體、開關電燈，以及丟擲玩具並看著它們落下。

Temple Grandin（2011）是一位大學教授及作者，她以自己身為一位自閉症患者的經歷著作了許多書籍。她說明從事這些類型的「重複性自我刺激」或自我刺激行為，是因為它們的感覺很好，並且有助於平靜或阻擋其他痛苦或不舒服的刺激。在作者的經驗中，有 ASD 的幼兒也會使用重複的感覺尋求行為來得到比和他人或環境互動更令人愉快的感覺，包括當他們不知道還能做什麼時、當他們不確定對他們的期望或要求為何時，及／或當他們對當下環境中發生的事情感到困惑時。舉例來說，Billy 在圓圈時間因為對關於行星的故事感到無聊，而在眼睛前方彈著手指；Jeremy 因為不知道怎麼把積木組裝在一起，而將它們排成一列；Rosa 興奮地拍手，因為她無法用語言表達「哇！這真有趣！」當孩子們更能夠了**解自我、他人和環境**並學會與人和物件接觸的新方法之後，他們就能夠以更典型的遊戲和互動來替代重複的遊戲行為，諸如排列物品、拋擲它們來聽掉落的聲音，或輕拍它們以獲得視覺刺激。

彈性

一旦孩子透過重複的經驗開始了解世界並開始產生連結，他／她就能夠開始做出預測，然後了解這些預測並不總是能夠實現。適應這些變化的能力構成了**彈性**。例如，嬰兒在飢餓時哭泣，然後他／她的父母就會帶著奶瓶出現。一段時間之後，這個嬰兒學到哭泣就會有人拿奶瓶來，而之後在他／她哭泣時就會期待有奶瓶出現。隨著時間過去，他／她逐漸學習到在「哭泣就能帶來奶瓶」這項規則中存在著一些變化——牛奶的溫度可能變化、牛奶的味道可能變化、拿著奶瓶的人可能變化、給予奶瓶的位置可能變化，以及／或奶瓶的外觀也可能變化。

感覺處理（高敏感性和低敏感性）、氣質的個別差異以及照顧者的反應都會影響**彈性**。例如，Mary、Julie 和 Sophie 的母親們平常都會將女兒的牛奶加溫，直到有一天她們從遊戲小組中得知許多幼兒都是喝冷的或冰的牛奶。第二天，母親們就給她們的女兒比較涼的牛奶。Mary 和 Julie 吸了一口，迅速扔掉奶瓶哭了起來。Sophie 吸了一口，做了個怪表情，就繼續吸，她毫無困難地適應了。Mary 的母親立即將奶瓶加溫，並在接下來的幾週都繼續這麼做，但忘了把這件事告訴保姆。當保姆給 Mary 她的奶瓶時，Mary 扔掉奶瓶並且哭了。保姆以為 Mary 不餓，於是在一小時後再給她這瓶冷的牛奶。Mary 因為太餓了因此只抱怨了一下，就將整瓶牛奶喝完了。而 Julie 的母親則是選擇隨著時間逐漸降低牛奶的溫度，讓 Julie 比較容易適應。每個孩子最終都適

應了改變；然而，感覺的偏好、氣質和照顧者的反應則影響了這個過程。

能夠適應改變對於**調節**、互動和學習新技能而言，是必要的條件。所有的日常作息都需要適應物理環境的改變、常規的改變、照顧者的改變以及他人反應的改變。有ASD的孩童往往在**彈性**方面有困難，而作息的改變會影響他們的**調節**。如果日程安排上發生變化或作息有所改變，像是走不同的路線到一個常去的地方，孩子可能就會哭或大發脾氣。有充分的資料顯示，ASD個案難以適應環境的要求、表現出固執的行為、堅持以往的行為模式、行為侷限且重複、偏好一成不變的行為和環境，並且在適應計畫的改變或日常作息的調整上有困難（D'Cruz et al., 2013; Kanner, 1943; Kenworthy, Case, Harms, Martin, & Wallace, 2010）。雖然重複性行為在典型的發展中也很常見，但Wolff等人（2014）發現，後來被診斷出有ASD的孩童早在12個月大左右時就出現了範圍較廣且頻率較高的重複性行為。侷限和重複性行為似乎與認知彈性困難有密切的相關，它涉及到計劃、工作記憶、衝動控制、抑制和啟動（Yerys et al., 2009）。根據Deák（2004）的觀點，認知彈性涉及「對不熟悉或非預期的情況調整推斷、創造性地結合概念，及修改熟悉的知識和習慣，以產生創新的組合或動作序列等表徵」（p. 272）。假裝遊戲是早期發展的里程碑之一，就涉及這樣的組合。使用知識和技能也可以被認為是一種概化，或是將技能應用在新的情況。這些技能通常在學前階段開始發展（Gillis & Nilson, 2014），要能夠在整個生命週期內成功參與家庭和社區的日常作息，這些技能是必須的。

社交溝通

幼兒不僅需要注意並適當地回應他們的環境及其變化，他們也需要解讀和回應周圍人們的行為和言語。這項解讀和回應的過程即描繪出**社交溝通**的樣貌。雖然沒有普遍的社交溝通定義，但根據Bruner（1981）的觀點，社交溝通有三種功能：社交互動、行為調節和共同注意力。Bottema-Beutel、Yoder、Woynaroski 與 Sandbank（2014）討論了為何所有的溝通都具有社交本質，是因為它涉及至少兩個人。他們並且將以與他人產生關聯為目的的溝通和為了調節他人行為，像是為了請求一件物品而進行的溝通區別開來。在他們的研究中，他們將溝通的定義限制為針對另一個人，主要是分享感想或興趣，而不單純是模仿，也不是一種對提示或問題的回應。美國聽力語言協會（ASHA）使用 Adams（2005）對社交溝通的定義：「協同發生的社會互動、社會認知、語用學（口語和非口語），以及接受和表達語言的處理過程」（p. 182）；然而，ASHA 網頁上僅有關於學齡兒童的資訊，關於學前幼童的資源直至撰寫本文時仍未發展出來（ASHA, 2015c）。 ASHA（2015a）有一個線上資源，列出社交互動、社會認知、語用學（非口語和口語）以及語言處理過程等社交溝通的要素（這些詞彙和要素將在第八章進一步討論）。此外，ASHA（2015b）提供了一個從嬰兒期到成人期的社交溝通基準清單，其中包括了各種表達和接收語言的技巧。

嬰幼兒的**社交溝通**是從一、兩次交換涉入開始，接著進展到多次交換涉入，這些交換涉入體現了早期的對話技巧。從涉入進展到交互性的社會溝通之必要技巧（第八章將深入探討）包括：直視他人的眼睛；模仿手勢、聲音和話語；使用手勢達到各種功能；使用話語達到各種功能；以及透過手勢和／或語言參與多種交換。共同注意力也是社交溝通的重要要素。Schertz 與 Odom（2007）將共同注意力定義為：「與夥伴對於外在焦點的視覺協調注意力，為達到『評論』而非『要求』的目的，而展現出社交參與及對夥伴共同興趣的體認。」（p. 1562）有兩種類型的共同注意力：回應共同注意力（responding to joint attention, RJA）和啟動共同注意力（initiating joint attention, IJA）。RJA 指的是一個人展現出「觀看」或「觀看並指出」，以回應另一個做相同事情的人。舉例來說，Sumina 看到她的母親正看向窗外，所以她也跟著看。IJA 指的是一個人轉移視線（不論是否帶有手勢），意圖轉移他人的注意力時，所展現的行為（Bruinsma, Koegel, & Koegel, 2004）。當 Joshua 看著他打翻的杯子，再看著母親，然後再回頭看他的杯子，以向母親展示杯子打

翻的景況時，就展現了這個技巧。共同注意力通常在一歲晚期開始發展，被視為是口語技巧和社交反應的前兆（Schertz, Odom, Baggett, & Sideris, 2013）。

由於社交溝通被認為是ASD的一個核心缺陷，因此專門針對社交溝通的介入一直是許多研究的焦點（Anagnostou et al., 2015）。Bottema-Beutel 等人（2014）檢視了針對學齡前 ASD 兒童的社交溝通介入之結果，發現關於發展、行為、語用學和以感覺為基礎的理論之做法有最佳的實驗支持。此外，Bottema-Beutel及其同事注意到這些方法「包含考慮孩童的喜好、反應性高的介入者會鼓勵共享控制互動及提供有意義的增強、反映孩童發展程度的有順序的目標，以及對家庭當前功能需求的了解」（p. 808）。圖 4.1 中描繪的架構亦包含發展、行為、語用學和以感覺為基礎的理論，並將社交溝通作為目標。

組合在一起

總結而言，圖 4.1 所示的模式強調了調節；了解自我、他人和環境；彈性；與社交溝通之間的關係。調節是核心，因為調節對於了解自我、他人和環境以及彈性和社交溝通都是必要的。了解自我、他人和環境能帶來彈性。而當孩子表現出彈性時，他／她就能夠了解自我、他人和環境，再由這個基礎發展出溝通能力；透過溝通，能夠對自我、他人和環境有更多的認識。此外，了解自我、他人和環境以及彈性和社交溝通又能夠幫助調節。Wetherby（1991）在她的陳述中談到這些關係：「孩子的行為會影響照顧者的反應，而照顧者的反應又影響兒童的發展。兒童的發展結果取決於兒童與環境的共同互動或交流。」（p. 255）。此外，我們可以做一個結論——EI提供者可以透過支持家長、其他照顧者及他們的孩子走過幼兒期的這些過程，發揮很大的影響潛力。

以下的小故事說明如何將先前提出的架構應用於出現自閉症徵兆或診斷

為 ASD 的嬰兒和孩童。24 個月大的 Sabrina，由於她的小兒科醫師擔心她的溝通遲緩以及眼神接觸太少而將她轉介給 EI。小兒科醫師執行了 M-CHAT-R 並與家人討論了結果。Sabrina 接受了 EI 的評估，評估結果顯示 Sabrina 在各領域的發展都有嚴重的遲緩。她的肢體能夠運作，但由於她不會模仿，因此很難參與有組織的活動，也很判定她真正的能力。Sabrina 的父母關切的事項包括：當他們因要換尿布、穿衣、用餐時間或上車而打斷她時，她經常會大發脾氣。在發脾氣時，Sabrina 經常又踢又打。她的父母提到 Sabrina 和他們都感到很挫折，因為他們很少能知道她想要什麼。他們唯一知道她想要什麼的時候是當她站在冰箱前敲冰箱門時，他們就會給她一瓶牛奶。她的父母曾試圖帶著她的手去做出他們在書上看到的牛奶的手勢，但當他們拉她的手時，她會尖叫並打他們。而當她喝完牛奶後，就將瓶子扔在地上，如果她想要更多，她就會跑向冰箱敲打它並尖叫，直到她的父母過來拿給她更多的牛奶。如果父母沒有給她更多牛奶，她就會沿著檯子揮動手臂，把物品砸到地板上。她的父母一再地告訴她，等一下就可以有更多的牛奶，但她似乎無法理解。Sabrina 的父母說，他們知道她很聰明，因為她會認字母和數字。他們相信她可以分辨顏色，因為除了那個套住奶嘴的地方有一圈黃色的奶瓶外，她拒絕使用任何其他奶瓶。由於 Sabrina 似乎和他們之間沒有連結，她的父母感到很挫折。她喜歡獨自玩耍、似乎不喜歡他們：每當他們試圖和她玩耍時，她都會離開去拍書頁、舔窗戶，或者將玩具丟到玩具箱後面。

Sabrina 的 IFSP 目標聚焦於幫助 Sabrina 溝通她的要求和需求，以及在一天作息中增加與父母的互動。Sabrina 的 EI 提供者專注於訓練 Sabrina 的父母學習**調節**；**了解自我、他人和環境**；**彈性**；與**社交溝通**。在服務的最初幾週，EI 提供者在**了解自我、他人和環境**方面，教導 Sabrina 的父母以好玩的方式使用歌曲和感覺社交遊戲，並在過程中暫停，等待 Sabrina 與他們對視時再立即繼續遊戲。這讓 Sabrina 學到，當她能夠眼神接觸時就會有好事發生。感覺社交遊戲包括許多涉及動作和接觸的遊戲，因此 Sabrina 能夠學習到當人們帶領她的手時可能會帶來樂趣。之後，她的父母學會了在「划，划，划小船」和

搔癢遊戲時暫停，直到Sabrina把他們的手拉向她的身體時才再繼續遊戲。透過這個過程，Sabrina越來越會運用她的身體來控制他人的動作，這使得她的**調節**能力增加並且更能夠與他人互動。

EI提供者幫助Sabrina的家人學習更好地掌握她不想繼續玩了或是還想要再玩的訊號。父母發現學會辨認她的訊號之後也有助於她的**調節**，她因此比較不容易發脾氣。為了協助Sabrina**了解自我、他人和環境**的能力——特別是了解他人的行為，例如當她的父母親將她帶到換尿布檯和車上時——EI提供者教導家人給予Sabrina視覺提示。他們拿尿布給她看，作為換尿布時間到了的提示，而他們的鑰匙是要上車的提示、她的鞋子是要外出的提示。Sabrina的父母也學會了給她其他的視覺提示，來幫助她理解在一天中可能發生的許多轉變。這個策略大大減少了她發脾氣的次數，她的父母還提到Sabrina的**彈性**增加了。**彈性**也融入於感覺社交作息中，EI提供者教導家人逐步改變歌曲和遊戲的方式。他們也針對Sabrina使用奶瓶方面來增加她的**彈性**，他們使用顏色標記和緞帶逐漸改變奶瓶上那一圈的顏色，直到她能夠使用各種奶瓶喝奶。

EI提供者也向Sabrina的父母示範如何鼓勵Sabrina的**社交溝通**。當Sabrina走向冰箱並敲打它時，她的父母將手伸向冰箱門把並停下來，等Sabrina將他們的手推向門把後，他們才將冰箱門打開。之後他們再停下來，直到她將他們的手推向牛奶。EI提供者訓練Sabrina的父母如何將她的溝通方式從「敲打冰箱門」形塑成「拉他們前往冰箱」。為了幫助Sabrina接受限制，例如被告知她不能得到更多牛奶或者還沒到喝牛奶的時間，EI提供者建議在她可以喝牛奶時將她的奶瓶照片貼在冰箱門上。Sabrina學習到，如果照片出現在冰箱門上，父母就會給她牛奶，若沒有看到照片，她的溝通企圖只會得到被告知「沒有牛奶」的結果。隨著時間過去，這個視覺提示幫助了Sabrina**了解自我、他人和環境**，並且她之前不能得到牛奶時用手揮掃檯子的行為也消失了。

Sabrina的父母開始試驗，並發現當Sabrina開心並且自我調節良好時，他們能夠讓她接受新的體驗。在這段期間，他們可以設計鼓勵她進行溝通的情境，藉由帶著她的手和移動她的身體來表達她想要更多的搔癢遊戲或是唱歌。在她煩躁的日子裡，他們學會只期待她表現出已熟練的技巧，盡量讓她維持自我調節，避免嘗試教她新的技巧。Sabrina 的父母發現他們經常可以從**了解自我、他人和環境**進入到**彈性**，再進入到**社交溝通**，仔細觀察**調節**的訊號可以幫助Sabrina順利度過一整天。在接下來的幾個月裡，EI提供者能夠導入模仿、聽從指示，及將物品交給他人，以讓Sabrina能夠在各種作息中獲得協助。當Sabrina的服務協調人在其接受服務三個月後進行訪視時，家長興奮地向她展示他們學到的新技巧。他們告訴她Sabrina發脾氣的情況已經減少，並對於他們的女兒能夠以各種方式和他們互動表示感謝。

Sabrina 的故事說明了本章所介紹的促進**調節**；**了解自我、他人和環境**；**彈性**；和**社交溝通**的策略。這些策略以及第三章中所討論的行為準則與教導策略，將在第五到第九章中加以整合，以讓 EI 提供者可以幫助像 Sabrina 這樣的家庭，在日常生活作息中處理他們的嬰幼兒之 ASD 核心缺陷。

建立支持調節的技巧

調節（regulation）一詞用於各個領域，包括心理學、嬰兒心理衛生、職能治療、教育和語言病理學。由於各理論家和研究者使用其各自領域參考架構中之特定術語，因此在行為調節、情緒調節和自我調節的組成之間很難有明確的定義和界限。本章將介紹相關文獻的綜合整理，以及其與自閉症和相關障礙幼兒的關聯性。

調節過程在產前即開始發展，這可從新生兒對某些強度的感覺刺激之反應差異看出（Calkins, 2007）。這些反應的差異與下列因素有關：孩童的氣質；心情、情緒、注意力和動作反應力等生理性個別差異；或是受基因、環境和經驗影響的情境性反應（Mazefsky et al., 2013; Rothbart & Bates, 2006; Rothbart, Posner, & Kleras, 2006）。氣質組成包括情感、騰動性和努力控制。情感組成能夠透過檢驗它的連續體來理解——在連續體的一端是害怕、易受挫和易怒，另一端則是傾向於放鬆和高適應性。同樣地，騰動性也可以透過連續體來解釋——一端是傾向害羞、壓抑和退縮，另一端則是傾向主動、積極地以正向的態度與他人接近。努力控制的連續體則一端是無法調節警醒度以保持冷靜與專注，另一端則是能夠維持注意力、控制自己的行為，及調節自己的情緒（Rothbart & Bates, 2006）。

回應型的照顧者能夠透過讓嬰兒興奮或安靜來調節他們的警醒度和心情，Muratori、Apicella、Muratori 與 Maestro（2011）就是這樣定義調節的。其他人則使用共同調節（co-regulation）（Fogel, 1993）和相互調節（mutual-regulation）（Gianino & Tronick, 1988）的名稱來描述其過程。Casenhiser、Shan-

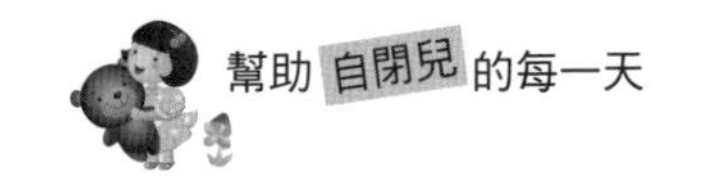

ker 與 Stieben（2013）對共同調節的描述如下：

> 一個人的警醒程度對另一個人的警醒程度所產生的自然、或者說是本能的影響，這就是形成當兩人在交談時，若其中一個人用耳語的方式講話，另一個人也會開始耳語這種現象的機制。這也是一個母親透過緩慢而輕柔地說話來安撫她煩躁的孩子之機制。從某種意義上說，一個人的警醒程度能被視為是有具有傳染性的。（p. 224）

最初，父母或其他主要照顧者有責任透過關注嬰兒的警醒度和舒適性並對其變化有所行動，來維持調節以及學習辨識線索，以幫助幼童保持平靜和滿足。父母經常會使用視覺、聽覺、觸覺和動作來轉移嬰兒的注意力，以安定及撫慰他們。他們緩解痛苦、避免恐懼，並培養正面情緒，來幫助嬰兒管理他們的情緒（Thompson & Meyer, 2014）。在嬰兒 3 至 6 個月大時，嬰兒和照顧者開始相互交換微笑和注意力，這有助於調節。當刺激過度或不確定時，嬰兒也會使用視覺迴避來減輕壓力（Repacholi, Meltzoff, Rowe, & Toub, 2014）。在之後的 6 個月中，嬰兒學會使用諸如喊叫來得到關注或是舉起手臂想要被抱等行為來引起父母的回應（Sroufe, 2000）。他們也能夠利用他們的動作技巧來接近自己想要的東西或是逃離他們不想要的事物，這兩者都有助於他們進行調節。在生命的第二年，幼兒也開始使用追視、社交參照和模仿他人情緒等社會認知技巧來進行調節（Repacholi et al., 2014）。在這段期間，如 Vallotton 與 Ayoub（2011）所示，幼兒的字彙量增加，語言技巧也有助於調節行為。因此，隨著嬰幼兒的成長與成熟，他們能夠調節自己的動作和情感行為，並能夠控制由情境所引起的衝動與行動，以符合行為規範並能夠延遲滿足（Calkins, 2007）。這有助於自我調節能力，即能夠用符合個人年齡與氣質的方式調節其對內部和外部刺激的反應。自我調節涉及情緒控制、行為策略和認知策略，包括專注力和計畫（Henrichs & Van den Bergh, 2015）。

在一項針對超過 14,000 名英國兒童的研究中，研究人員發現兒童若在睡眠、飲食和哭泣方面有持續性的調節困難，即預示著整個童年期的行為失調。

在 15 至 18 個月時，這三個領域出現失調的兒童，在整個兒童期有著最高程度的失調，而過度哭鬧是長期失調的最強預測指標（Winsper & Wolke, 2014）。

可以看出，**調節**既會影響照顧者的互動、感覺處理與溝通，也會受照顧者的影響。對於有自閉症的幼兒而言，由於他們在**了解自我、他人和環境**、**彈性**和**社交溝通**方面的困難，**調節**往往是一個重要的需求。**調節**的困難可以影響任何日常作息，並且可能表現為脾氣暴躁，可能從挫折開始，之後出現躲避和逃離等行為（Konst, Matson, & Turygin, 2013）。挫折可能源自於技巧缺陷，例如缺乏對他人期待什麼或接下來會發生什麼的理解，或者無法溝通。此外，嬰幼兒也經常因為自己的肢體能力不足，無法去做想做的事情（例如，操作玩具、將玩具組合在一起、操縱人偶的動作）而感到挫折。一位被診斷有自閉症的成年女性 Deborah Lipsky（2011）提到，許多有自閉症的人會使用重複的自我刺激行為來平靜或調節自己，並減少焦慮。當無預期的事情發生時，通常會引發焦慮，而重複性行為有助於得到可預測性，這能作為一種平靜的機制。在作者的經驗中，當孩子「重複刺激」並錯過許多參與他人且適當玩耍的機會時，就會出現常見的挑戰。Brianna 是一個會重複玩吸管、鉛筆和其他能找到的細長物體的孩子，她輕彈它們，並專注地看著它們前後擺動。每當她看到一個有吸管的杯子時，就會衝向它，這使得她的家人要去餐館、遊樂園和其他很常見到吸管的地方會有所困難。在家裡，Brianna 的父母忙於照顧她和她的手足，他們發現與其拿走她在眼前輕彈的物件聽她開始尖叫，不如讓 Brianna 重複刺激還更容易些。除此之外，她無法好好自娛，無法像當她擁有鉛筆或吸管時那麼快樂，而她的父母希望她快樂。她的 EI 提供者和父母討論了這種行為對學習的影響，並透過討論，幫助他們理解父母有時必須把事情排出優先順序來過完一天。他們幫助 Brianna 的父母學習一些策略，以幫助她找到更合適的方法來滿足感覺需求，並幫助她學會在沒有可以重複刺激的物品時調節自己。

孩子因為接觸到讓他們感到不愉快的刺激、他們無法溝通他們想要和需要什麼、有人打斷了他們正在享受的事情，及／或他們不知道發生什麼事而出現諸如尖叫、攻擊或撞頭等失控行為，當家長在努力減少這些失控行為時，經常會發現他們在幫助孩子平靜下來的同時，卻不經意地強化了困難行為。例如，Jamal的母親用藍色杯子盛裝牛奶給他，因為他每天使用的綠色杯子尚未清洗。Jamal尖叫，並用頭撞地板，生氣這不是他平常用的杯子，並且無法說出他想要綠色的杯子。他的母親害怕他會傷到自己，所以迅速清洗了綠色杯子然後把杯子給他。Jamal立即停止了用頭撞地板的行為。但當他的杯子空了，他把它丟掉並立刻又開始撞他的頭——他對於杯子空了感到挫折，但無法表達他還想要更多。他的母親迅速給了他更多的牛奶。於是 Jamal 意識到他找到了一個新的溝通工具：撞他的頭，他的需求就能夠迅速得到滿足。這個連環事件可能發生在任何兒童身上，但由於ASD所有的核心缺陷，使得這些困難通常會持續更長的時間。

要處理調節問題，就必須進行分析，以確定原因是否是因為**了解自我、他人和環境**；**彈性**；和／或**社交溝通**的困難所致。這將有助於服務提供者和家庭發展出可能包括改變環境和教導替代行為的策略。在Jamal的案例中，EI提供者在第一次療育期間目睹了他發脾氣，因此擬定了一項計畫以改善Jamal的溝通技巧，包括搖頭或說「不」、用手指，以及將物品交給他人來尋求幫助。她知道 Jamal 需要一些時間才能夠學會使用這些技巧，她也知道她的首要目標之一就是幫助 Jamal 的家人處理他的發怒行為，這樣就能夠保護他的安全，也才不會在無意中強化了他的不良行為。

此外，EI提供者知道，一旦有ASD的兒童曉得了溝通的力量之後，當他們的溝通策略無法帶來過去這樣做所得到的結果時，他們常常會感到困惑。當孩童第一次指出想要的物件或說出物件的名稱時，家長、照顧者和EI提供者會很興奮並且通常都會增強孩子的努力，於是孩童學習到使用手勢和詞彙就能得到所要求的物件。例如，Rebecca開始使用各種溝通策略，包括將她的母親拉到冰箱那兒，並指著裡面的物品以表明她想要什麼。她也開始會把遙控器交給母親，表示她想要看電視。幾天後，Rebecca帶著母親去冰箱那兒並

指著布丁，這已經是當天的第三次了。Rebecca 的母親告訴她「不能吃布丁」，Rebecca 就崩潰了。Rebecca 不懂為什麼這個規則改變了，也不懂母親不給她布丁的理由。她已經學到了她的溝通力量，但隨後這個力量消失了，導致她感覺困惑和挫折。自閉症兒童另一個常見的失控原因，是在他們的需求獲得滿足之前必須先等待。有時是因為等待這件事是有困難的，然而有些時候失控是由於難以解讀他人的意圖。例如，孩童可能不明白當照顧者離開時是正要去拿飲料或食物，或其他來滿足其需求。

許多 EI 提供者和家長使用感覺策略來幫助幼兒進行調節，例如安靜的聲音、搖動、按摩和擁抱常被用來安撫嬰幼兒。此外，一些 EI 提供者建議使用工具，像是刷子、重量背心、加壓背心和重力毯。重要的是，在建議幫助兒童調節的策略時，要確保這些策略不會強化到不良行為。例如，每當 Abdul 開始丟他的玩具時，他的母親就給他一個大大的擁抱，這樣他就會停止丟玩具。隨著時間，Abdul 丟玩具的行為增加了，因為他發現這是當母親在講電話、煮飯或忙著其他事情時，一個可以引起她關注的好辦法。雖然抱他後他就會平靜下來，但他卻學習到這是一個快速獲得關注的方法。

一些 EI 提供者建議使用重量背心或壓腿墊，來幫助孩童在幼兒園或學前機構的圓圈時間能好好坐著。重要的是，要在多種不同的場合中採集使用／不使用重量產品的數據資料，以便能夠客觀地判斷該產品是否能夠對目標行為產生影響。例如，Joseph 的團隊成員決定要確認 Joseph 穿著重量背心時是否能在圓圈時間維持較長的時間。因此他們記錄 Joseph 在圓圈時間待在團體中的時間，他們發現當他穿著重量背心時，不同的三天裡他停留在團體中的時間分別是 5 分鐘、3 分鐘和 7 分鐘，而在他沒有穿著重量背心的另外三天裡，他停留在團體中的時間分別是 2 分鐘、8 分鐘和 5 分鐘。當他們算出平均值時，發現沒有差異。他的團隊接著開始思考影響 Joseph 留在圓圈裡的能力之可能因素，並且發現 Joseph 不太了解圓圈時間所討論的內容，這大大地影響了他坐著及參與的能力。在作者的經驗中，許多在圓圈時間難以好好坐著的孩童，是由於語言的複雜度對他們十分困難，這使得許多圓圈時間的活動變得缺乏意義。對於EI提供者而言，重要的是除了提出增加孩童的肢體參與——如和小組一起坐著的建議——也需要提供可以使活動對孩子來說更有意義的建議。例如，EI 提供者應該找出讓孩童坐在相對於老師的哪個位置比較方便老師幫助孩童維持注意力，並且應該要根據孩童當下的需求提出關於使用物件、手勢、標誌，和／或圖片的建議，以幫助孩童的語言理解。此外，在圓圈時間使用音樂和孩童喜愛的感覺活動通常可以幫助孩童參與。和團隊成員一起針對孩童的優勢與困難集思廣益，同時注意活動的需求，就能夠想出可以促進調節、參與和學習的調整策略。

很多時候，自閉症幼兒的家長必須非常努力才能達成讓孩子「照他們被告知的去做」這項目標的期望。每個家庭都有自己的一套規則；有些家庭比較寬容，而有些家庭則比較嚴格。根據作者的經驗，以**調節**而言，執行規則的一致性要比規則的數量更為重要。基於多種原因，家長經常給予幼兒幾次機會來停止不良行為或遵循指示，並且他們的規則和期望並不總是維持一致。有些家長不知道一致性的重要，而有些家長則是辛苦地度過每一天，已沒有精力再去針對孩子的行為困難調整做法了。對於有自閉症的幼兒來說，缺乏可預測性可能使其非常困惑，並且經常是引起失控的原因。家長表示很難對他們有自閉症或相關障礙的孩子執行一般的行為管理策略，因為他們對孩子感到抱歉且／或因為他們覺得他們的孩子無法理解。此外，有一些家庭試圖做出改變，但他們可能不了解困難行為在出現改善之前通常會變得更糟糕——這是由於在第三章中所討論過的滅絕爆發。有一些家長了解滅絕爆發，但可能缺乏支持和資源來幫助他們的孩子。許多父母會「忍受」像尖叫和攻擊等行為，直到達到一個他們覺得該要處理了的臨界點為止。有時，EI 提供者發現一方面要「配合家庭所處的情況」，同時又要讓家長了解在孩子還很小的時候改變其困難行為的重要性是非常具挑戰的。一些年齡較大孩子的家長提供作者們一些給有幼童家長的建議，包括「如果你不想讓他在公共場合這樣做，就也不要讓他在家裡這麼做」、「當孩子的技巧增加了，保證你能夠期望更多進步」、「不要允許操控行為」，以及「當孩子還小時，管理孩子

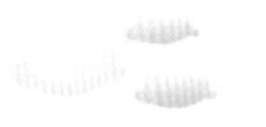

的行為是很重要的。當孩子越大，這只會越來越困難」。作者發現，如果家長還沒有開始嘗試改變困難行為，和他們討論是會有幫助的，並且要讓家長知道，如果或當他們需要支持以做出那些改變時，服務提供者能夠協助他們。

當有家庭請求協助改變行為，且 EI 提供者準備好提供協助時，服務提供者必須對行為的可能原因持開放的態度，並且要從孩子和大人的觀點來看待該行為。例如，28 個月大的 Maya 在接受評估時，她的祖母提到，Maya 討厭坐兒童餐椅，且不願意坐下來吃飯。她的祖母表示，Maya 只有在允許她到處跑時才吃東西。她的祖母不得不每週洗一次地毯，因為 Maya 弄得一團糟。評估人員猜想 Maya 可能不喜歡被侷限在兒童餐椅中的感覺，並詢問 Maya 是否能坐在汽車座椅、購物推車和嬰兒車中。Maya 的祖母說，Maya 在這些作息活動中都還好，於是評估人員提出了更多問題，結果發現 Maya 其實可以坐在兒童餐椅上，但是當 Maya 的祖母轉身走向冰箱去拿她的食物時，Maya 就開始尖叫。評估人員懷疑 Maya 可能是因為不明白祖母是要去拿食物而無法等待，及／或 Maya 可能還無法在需求被滿足前先等待。評估人員建議他們做一個實驗——在將 Maya 放入兒童餐椅之前，先將她的食物在托盤上準備好。當她的祖母帶她到兒童餐椅並讓她看到食物時，Maya 就合作地坐進餐椅，平靜地吃她的食物了。

本章其餘的部分將介紹在日常作息中常見的調節困難、其發生的可能原因，以及預防或控制它們的策略。隨後的章節將介紹促進**了解自我、他人和環境**；**彈性**；與**社交溝通**的策略。EI 提供者可以提供家庭這些策略，以幫助孩子更容易地參與日常作息；使用的語言要適合 EI 提供者對父母和照顧者提供訓練和支持。如前所述，建立這些技巧將有助於**調節**。此外，有許多策略可用於預防失控，以及在孩子煩亂時促進其**調節**。

適用於多種作息活動以預防失控的要點與提示

孩子時常有好幾種父母想要改變的行為。重要的是，列出優先順序並控制同時解決的行為數量，這樣孩子和照顧者才不會無法招架。

規則和期望要盡可能一致。如果在孩子看到後果之前讓孩子有不同次數的機會，孩子就無從得知是否／何時會有後續行動。那麼當孩子真正看到後果時，他／她就可能會發脾氣或失控，因為缺乏預測性。此外，後果的不一致性也會增強不良行為。下面的步驟將可幫助孩子遵循指示，同時可以提供他們肢體協助：(1)引起孩子的注意；(2)給出指示，如果孩子不遵守就再重複指示；(3)再次重複指示，然後說：「或是我協助你。」如果孩子不遵循指示，就幫助他／她做到。

告訴孩子「做什麼」而不是「不要做什麼」。例如，不要說「停止跳沙發」，而是告訴孩子「下來」或是「在地上跳」。

考量孩子對因果關係、安全性和衝動控制的理解程度，試著去預想什麼地方可能出現問題，並在孩子開始發脾氣之前指導他／她做調整。思考是否這樣的行為對孩子的年齡而言即將不適合了，若否，再思考是否在一、兩年內此行為還可以被接受。

使用一致、簡單的語言給予預告，例如：「快要到____的時間了。我會數到 10，然後就要去____。」

對於使用「____再見」或「____結束了」的提示來提醒孩童活動要轉變了，有些孩子有良好的反應。例如，當 Jimmy 在商店裡玩一輛卡車，而他的母親準備離開玩具區時，母親說：「卡車再見！下次見！」

使用相關的歌曲、物件、圖片、手勢或符號來幫助孩子理解轉換。例子包括唱一首收拾的歌曲；給正在玩耍的孩子看一項食物，並拿著它走向桌子說「點心時間」；用洗手的手勢說「來洗手了」；或者展示孩子在浴缸裡的照片並說：「洗澡時間」。不理解抽象表徵的孩子需要先知道提示的意涵，此提示才會有用。同樣地，在使用圖片做成的作息流程和「先—再」圖片來幫助轉銜之前，孩童必須先理解其意涵。而要理解其意涵可能需要相當多的練習。

聚焦在孩子「接下來要做的事情」而不是孩子「要離開的事情」，盡量讓新活動看起來很吸引人。例如，當到了要離開遊戲場的時間時，在給出預告並向溜滑梯或孩子所玩的遊戲說再見之後，跟他／她說：「讓我們去拿你的____。」說一項孩子喜愛的東西，如放在車上的飲料、零食或玩具。

可以的話，提供孩子選擇，例如說：「沒有餅乾，但你可以選脆餅或香蕉。」對於語言理解有困難的孩子，可以拿給他們看。

對於想要的行為給予大量的關注，而對於不想要的行為則盡可能忽略。例如，如果一個能夠使用手勢和／或口語進行交流的孩子不時會尖叫，快速且熱情地回應其適當的溝通並忽略其尖叫，就可以增加適當的溝通並減少尖叫。

要非常清楚的區別選擇和指示。選擇是以「你可以」、「你想要」、「你能」作為開始的問句，或是以「好嗎？」作為結尾的陳述。所有這些問句都可以讓孩子選擇不要。而另一方面，指示是預期孩子要遵循的陳述。例如，當 Molly 的母親說：「Molly，是時候去上學了，好嗎？」Molly 說不，然後當她母親抱起她去坐車出發時，她就變得非常生氣，因為她認為她可以選擇留在家裡。

當幼兒因為無法得到他們想要的東西而發脾氣時，許多家長和照顧者會給他們其他可以擁有的東西作為替代品。這種策略通常在孩子還很小的時候有用，但當孩子大一點以後，它就沒有效了，而且經常會導致諸如打人或丟掉替代品等攻擊行為。通常，給兩樣東西讓孩子選會比只給一樣的效果好，因為這樣會讓孩子感覺擁有較多的控制權。

有自閉症的幼兒時常是非常自我導向的，當他人試圖讓他們參與某項活動時，他們會發脾氣或走開。使用正向增強，像是讚美或是一個感覺動作的獎勵，以及形塑（如第三章所述）通常都有不錯的效果。然而，有些時候，使用「做一次就好了」的策略可能更為有效。先協助孩子做一次大人想要讓他／她做的活動，之後允許孩子做幾分鐘自己想做的事後，再做下一次。隨著時間，孩子所需的幫助越來越少，直到他／她能獨立完成任務。

許多年幼的孩子常常會要求外出、看電視、吃零食，或者用平板或智慧型手機玩遊戲，而當他們無法得到他們想要的東西時，他們就會生氣。他們無法預測何時他們的要求可以或不能得到滿足，如果遭拒，他們往往就會大發脾氣。他們得到這些東西和從事這些活動的時機通常是隨機的，而這個不可預測性會增加他們的困惑。因此在電視、門、冰箱或櫥櫃上貼一張大×的紙來表示「禁止」可能會有所幫助。孩子一開始不理解它的意義，但之後會學到×就表示「現在不行」。很重要的是，當孩子可以得到那些東西或從事那些活動時，在孩子提出請求之前要將×移開。因為如果等到孩子走向電視才將×拿下來並打開電視，孩子會認為走向電視就能導致×被移除。下一次當孩子走向電視但×還在時，他／她很可能就會變得失控，而×就無法發揮它的作用了。

很多時候，當孩子表達想要某樣他們不能擁有的東西時，大人會忽略並希望孩子會自己放棄。對於有溝通困難的孩子來說，他／她不知道大人是否理解了這個要求，因此可能會更堅持，以免訊息沒有被接收到。建議大人可以告知孩子：「現在沒有____。____結束了！」這樣孩子就知道自己有被理解。雖然當孩子不能擁有想要的東西時可能會生氣；但是因為他／她知道訊息有被接收到，所以可能可以較快平靜下來。

盡可能將孩子會抗拒的作息活動，如擤鼻子、刷牙和洗頭等的流程固定下來。在開始時，先告訴孩子將會發生什麼，必要的話，給孩子看紙巾、牙刷或其他代表該作息活動的物品，讓他／她知道將要發生的事情。此外，可用唱歌或數數的方式，讓歌曲在作息結束時唱完，或是從一數到十而且總是在數到十的時候結束，這樣可以讓孩子預知何時會結束。大人可以透過調整歌曲或計數的速度來讓其與孩子不喜歡的活動同時結束。此外，使用短句像是「快好了」和「快、快、快」來暗示孩子這項不喜歡的活動很快就要結束了，也能提供孩子可預測性。

當某件不可預測的事情發生時，例如當孩子正在堆積木時突然倒塌了，可運用幽默並誇張地說：「喔，天啊！」一段時間以後，許多孩子也會開始在類似令人失望的情況下使用這句話來替代生氣。

有多種策略可以用來幫助孩子學習等待。例如輪流使用相同的物件時會需要少許等待，像是將吸管插進寶特瓶中，這能夠學習到需要等待另一個人完成；說出你的意圖（例如，「我去幫你拿飲料」）並在需要時給予視覺提示，例如拿杯子給孩子看，或者如果孩子理解視覺表徵，可使用杯子的圖片；在說「等一下」的時候同時使用視覺提示，例如「等待」的標誌或是伸出食指以表示「1分鐘」，這樣一段時間後也會有用。為了幫助孩子理解「等待」的意義，可在一些情況——諸如當在雜貨店排隊時、孩子正快樂地吃著點心時、在得來速排隊時，或孩子正開心地玩著玩具時——說出有「等待」一詞的句子，如「我們在等待輪到我們」。當孩子適當地等待時，稱讚他／她說：「在我幫你買____時，你／妳能夠耐心的等待，很棒喔！」一旦孩子能夠短暫地等待後，就可以逐漸增加在孩子提出請求和滿足孩子的請求之間的時間。舉例來說，當孩子用手指著或說「餅乾」時，起初可等待幾秒鐘再將餅乾交給他／她，隨著時間，可逐漸延長等待，例如藉由慢慢地走去拿餅乾，或在給孩子餅乾之前繞一小段路並說：「我需要去拿我的杯子，然後再給你餅乾。」來逐漸增加等待的時間。對於正在學習遵從指示的孩子（見第六章）或已經能夠遵循指示的孩子，可教導他／她與不良行為完全不同的替代行為。

例如，對於會抓東西的孩子，可教導孩子遵從諸如「手放下」、「兩手交握」或「讓我看等待的手勢」等指示。對於懂得一些單字的孩子，在等待獲得要求的物品時可以讓他／她數數，例如說：「在我去拿你的＿＿時，我們來數數。」當數數成為常規時，在你去拿他／她想要的東西時可以叫孩子自己數數。對於能夠理解較複雜語句的孩子，可以告訴孩子「在＿＿之後，我會＿＿」或「先＿＿，再＿＿」。當孩子理解並可以遵從「先＿＿，再＿＿」時，他／她的調節通常就有所進步了。在教導「先—再」技巧時，選擇孩子已經具備的技能或一個容易協助他／她做到的指示，並在孩子對某個項目或活動展現出動機時開始會比較容易成功。例如，如果孩子以非口語或口語的方式索求餅乾，告訴孩子：「當然好，先擊掌，再給你餅乾。」如果孩子沒有擊掌，拿起孩子的手來擊掌，然後立即給他／她餅乾。隨著時間逐漸減少提示，直到孩子不需要協助為止。這項技巧使用在孩子展現動機的多種作息活動中都會有很好的效果，例如當孩子在用餐後說或指「下面」想要離開兒童餐椅，或是當孩子拿一樣東西給大人尋求協助時都可使用。當孩子理解了「先—再」之後，他／她就可以學習「再一次，就好了」這個有助學習等待的技巧。

協助回復調節的要點與提示

當一個年幼的孩子非常生氣且有攻擊性行為，像是丟東西或打人時，通常最好是待在一、兩公尺外的地方而非去接近孩子。如果孩子能使用奶嘴、毯子或枕頭自我安撫，就將這些物品放在附近，讓孩子能夠拿到它們，會有所幫助。如果接近一個正在發怒的孩子，孩子有可能會打、踢或丟擲你要拿給他／她的物品，依孩子的狀況而定。而當物品放在附近時，可由孩子決定是否要拿它，這能夠增進獨立性和自我調節。此外，如果在有些孩童生氣時大人給他／她奶嘴、毯子或其他喜歡的物品，以後他／她可能會採用尖叫、拍打、亂踢或丟擲作為要求得到這些喜歡的物品之方式。

年幼的孩子時常在挫折時會敲自己的頭或打自己。這些行為對許多家長來說是很令人害怕的。如果孩子撞他／她的頭並有受傷的危險，就應該要把他／她移到較柔軟的地方去。大多時候，只要孩子沒有因為這麼做而得到他們想要的東西，這些行為就會消失。然而重要的是，當出現自我傷害行為時，能有一位受過消除嚴重困難行為訓練的人來提供支持。

一項能夠緩和孩童怒氣的技巧是：忽略孩子，並在夠近的範圍內從事他／她喜歡的活動（例如，將物品放入容器或看書），以使孩子在準備好時可能會想要參與；但又不能太近，以免他／她會立即出現丟擲或拍打的行為。在這樣做時，要專注於活動，而不要看孩子；因為通常如果孩子知道有人試圖與他／她互動，在盛怒中的孩子會變得更加失控。當孩子平靜下來並且表現出感興趣的跡象時，邀請他／她，但並不要求他／她參與（例如，給孩子一塊積木讓他／她可放入容器中、展示書中的圖片、展開雙臂邀請他來擁抱）。這個距離最好是在孩子必須移動的範圍，讓大人能夠預期（透過觀察肢體語言和／或聲音或口語溝通，如尖叫或強硬地說「不」）孩子是否接受或拒絕邀請，並盡量避免讓發脾氣的情形惡化。通常，在發脾氣的最後，憤怒的喊叫會變成悲傷的喊叫或哭泣，那表示「我需要幫助」。在那時，攻擊行為和尖叫都已經過去了，幼兒可能比較可以因為被摟抱而平靜下來。

絕對不可以讓孩子用發脾氣來得到他／她想要的結果。如果孩子用發脾氣來避免了某件事，他／她就會學到發脾氣意味著能夠停止被要求。如果孩子發脾氣並獲得想要的物品，他／她將學到藉由發脾氣以獲得想要的東西。然而，當生氣時，孩子（和大人）往往無法像他們處於平靜且調節時那麼能夠溝通，所以此時任何適當的溝通嘗試都應該被接受——像是一個手勢或用手指，即使孩子是有口語的。如果孩子還不能穩定地使用非口語溝通，例如用眼神注視或伸手或用手比的方法來溝通，或者如果孩子因為太生氣了而無法使用原有的非口語或口語溝通方式，只要可能，就盡量幫助孩子使用手勢來表明他／她想要什麼。另一種做法是等待孩子暫時停止尖叫的片刻再拿出他／她想要的物品。如果孩子哭泣或尖叫是為了要逃避一個要求，可能的話，溫和地肢體協助孩子來遵循指示。如果不可能如此，且你發現自己處於「輸了這場戰爭」的位置，此時有一個做法會有幫助——給予孩子一個諸如「來擊掌」這樣的指示，這是可以幫助孩子做到的。當孩子處於平靜和調節的狀態時，應該運用策略來促進孩子發展更高層級的技巧，但不適合在孩子失控時來做。

如果不良行為減少且期望的行為增加了，很可能就是有針對到行為的功能，並且培養了替代行為和技巧。但若困難行為沒有改善，團隊就應該考慮 FBA（見第三章）。

在下一節中，介紹的是一般作息及其調節困難。討論它們與**了解自我、他人和環境**；**彈性**；和**社交溝通**之間的關聯，接著是關於該作息的**要點與提示**。因為調節障礙通常與技能缺陷有關，所以在後續幾章關於**了解自我、他人和環境**；**彈性**；和**社交溝通**的策略也將有助於**調節**。

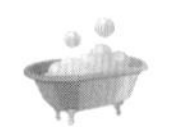 洗澡時間

洗澡時間常見的調節困難包括持續把水濺到地板上，以及在清洗、擦乾，及／或進出浴缸的轉移過程中出現的調節障礙。

了解自我、他人和環境：孩子可能不喜歡沐浴巾、肥皂、毛巾、水溫，或眼睛進水的感覺；水的聲音；肥皂或洗髮精的氣味；或泡泡漂浮在水面上的景象。

彈性：如果洗澡這項日常作息的執行步驟、在場的人或使用的東西有所不同，孩子可能會感到不安。

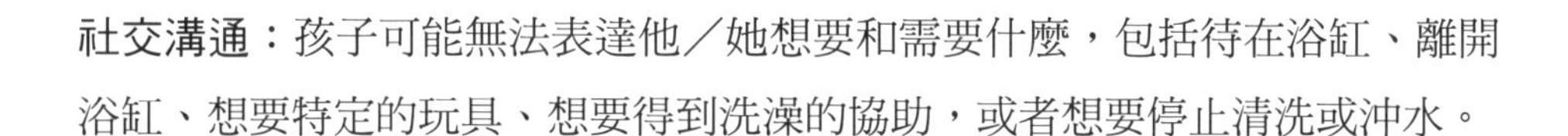

社交溝通：孩子可能無法表達他／她想要和需要什麼，包括待在浴缸、離開浴缸、想要特定的玩具、想要得到洗澡的協助，或者想要停止清洗或沖水。

就寢時間

在童年早期，幼兒通常睡眠時間多過清醒的時間。發育和大腦成熟需要睡眠，而睡眠問題是父母尋求專業協助的首要原因（El-Sheikh & Sadeh, 2015）。被診斷有自閉症的孩童之家長提出各種睡眠問題，包括入睡困難、夜間較頻繁的醒來、較早醒來、睡眠量減少，以及睡眠時有較頻繁的遊走和夢囈（Mayes, Calhoun, Bixler, & Vgontzas, 2009）。

了解自我、他人和環境：孩子可能無法感知疲倦的跡象、可能不喜歡睡衣或床單的觸感或氣味，或者可能會對牆上的陰影或窗簾的移動感到困惑。孩子可能需要一個準備睡覺的儀式，來提示他／她睡覺時間到了。

彈性：孩子可能會因為床單、毯子或睡衣的顏色、質地或大小有所不同，由其他人帶孩子去睡覺，或是誦讀的書本或唱的歌曲改變了而生氣。

社交溝通：孩子可能無法表達想要和需要什麼，例如想喝飲料、想要別人幫他／她蓋被子，或想要在另一個房間的絨毛玩偶。

在就寢時間支持調節的要點與提示

許多孩子會試圖拖延就寢時間，有能力溝通的孩子經常會提出一個接一個的要求來推遲這個過程。當父母發現自己處於這樣的狀況——關上燈和說晚安後卻導致一串長之又長的要求，例如「我要喝水」、「我還要親一下」，和「我要爸爸來親我」等，在離開之前，如果適合，採用之前用過的策略並滿足其需求會有所幫助。

設置睡眠相關的限制是非常困難的。當孩子哭泣、在屋裡跑來跑去，或是在就寢時間或半夜失控時，家長經常會睡在孩子的房間裡、把孩子帶到他們的房間、給孩子吃或喝點東西、揉揉孩子的背，或打開電影或電視節目以度過夜晚。家中其他人的睡眠需求、擔心鄰居可能會打電話報警，或者有醫療狀況與安全因素的考量，往往更加重了困難的程度。在幫助家庭解決孩子的睡眠困難時，重要的是要考量所有的影響因素。根據作者的經驗，如果幼兒在白天的日常作息中不容易遵守限制並合作，他們也不太可能在就寢時間遵循指示並接受限制與拒絕。在期待孩子遵守就寢規則前，EI 提供者通常需要先幫助家庭學習如何獲得孩子合作，並配合像是幫忙清理玩具、叫他時會過來、散步時會牽手、喝完東西後會把杯子放好而不是亂丟等事項。一旦孩子能夠遵從各種指示並參與各種日常作息活動，他／她將更有可能在就寢時間合作並接受限制和拒絕。

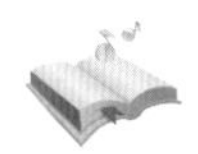

閱讀時間

許多有自閉症和相關障礙的幼兒喜歡看書，但當其他人「干擾」這項活動時，他們就會失控。

了解自我、他人和環境：孩子可能不喜歡書本的某種感覺特性，如某些圖片看起來的樣子、某些頁面的感覺或書的主題。孩子可能想要從書本本身獲得觸覺或視覺刺激，並且可能想要拿著它。

彈性：孩子可能希望用特定的方式或由特定的人來唸書本，因為這是平時的做法。孩子可能只想看某些書籍、可能要將書本顛倒過來看，或者可能想要掌控書本，當別人拿著書本時他／她可能會發脾氣。

社交溝通：孩子可能無法溝通想要別本書或是想要獨自看書的渴望。

在閱讀時間支持調節的要點與提示

對於會獨自看書、但在其他人為他們唸誦時就會開始失控的孩子，可以從針對每一頁中熟悉的圖片簡單說一下開始。如果孩子沒有興趣，開始時只說一或兩頁，再逐漸增加大人的指導。此外，在唸到倒數第二頁時，可使用「再一頁，就結束了」的技巧。

對於對書本幾乎或完全沒有興趣，且在看書時就會失控的孩子，可以使用小相冊來做成一本書，選用孩子喜歡的人或喜歡的物品，如他／她最愛的玩具、食物或絨毛動物玩偶的照片。

對於那些抗拒他人唸書給他們聽的孩子，可以從針對一、兩張孩子可能感興趣的圖片給一個名稱或評論開始。當孩子接受這樣的互動之後，就可以逐漸增加評論的次數。有些孩子不喜歡別人拿著書，但當他們開始能夠忍受這類互動後，他們通常會放棄控制。一旦孩子可以在他人拿著書本並唸出物品名稱時保持調節，他們就能夠依照指示去觸摸熟悉的物件、人物或角色的圖片了。選擇在許多頁面上都出現相同的物件、角色或人物的書可以提供練習和重複的機會。

社區外出

對於有ASD的幼兒及其家人和照顧者而言，社區外出可能是非常有壓力的。

了解自我、他人和環境：孩子可能不知道他／她要去哪裡；孩子可能不喜歡被侷限在汽車座椅、購物推車或嬰兒車上；孩子可能不喜歡目的地的氣味；和／或孩子可能對聲音和／或其來源不熟悉；或孩子可能對移動感到不自在。

彈性：如果路線改變、事件的順序不同或者日程發生變化，以及如果外出不是當天固定會有的部分，孩子就可能會沮喪或生氣。

社交溝通：孩子可能因為對環境不熟悉而無法溝通想要和需要什麼。

在社區外出期間支持調節的要點與提示

許多有ASD的兒童在必須遵守安全規則時會失控，例如需牽著手或走在大人旁邊的時候。一個有效的策略是告訴孩子：「牽住我的手，否則你要坐進嬰兒車。」一旦孩子放開大人的手，就把孩子放進嬰兒車裡幾分鐘。時間到了之後，讓孩子離開嬰兒車，並再次告訴他／她：「牽住我的手，否則你要坐進嬰兒車。」當孩子牽住大人的手時給予稱讚，一旦孩子放手，就將他／她放回嬰兒車中。有些孩子學得很快，而有些孩子則需要在多種環境中練習許多次。

當孩子坐在購物推車裡時，許多家長會給孩子吃零食。只要是在孩子表現適當而非孩子開始表現出不良行為時給予零食，這項策略會是有效的；上述後者的情況下，孩子會學習到失控能讓他／她獲得零食。

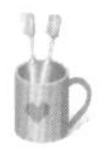

換尿布和穿衣／盥洗和梳妝

許多兒童在換尿布、穿衣、盥洗和梳妝時會失控。換尿布、進浴室、穿脫衣服、刷牙、梳理頭髮和洗手洗臉常常會打斷更有趣的活動。

了解自我、他人和環境：孩子可能不喜歡尿布、紙巾、衣服、牙刷、沐浴巾或其他日常作息中會使用的材料所帶來的感覺。而且從孩子的角度來看，這些日常作息活動可能是不必要的。

彈性：孩子可能想要每天穿同樣的衣物或者可能覺得更換衣物或尿布是特定一個人的角色，因此當作息活動改變時孩子可能會不適應或生氣。

社交溝通：孩子可能無法表達他／她對某些特定衣物、特定的人扮演特定的角色，或其他慾望的偏好。

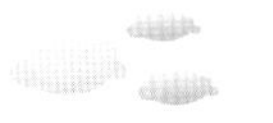

在換尿布、穿衣、盥洗和梳妝時支持調節的要點與提示

準備一袋可清洗的小玩具和物件，讓孩子在換尿布時可以選來玩。經常更換袋子裡的物件，這樣孩子才不會對它們產生厭倦。要在孩子開始吵鬧及哭泣之前就先把這些物件給他／她。

用好笑和好玩的方式讓活動盡可能有趣。例如唱像是「這就是我們穿上你的褲子的方式」（This is the may we put on your pants）的歌，或者當把上衣拉過孩子的臉時跟他／她玩躲貓貓，或在穿襪子時玩「這隻小小豬」的遊戲。

讓孩子盡可能地協助，不僅可增加合作性，也可增進自我照顧方面的獨立性。

如果孩子在穿衣和換尿布時經常發脾氣，嘗試以不同的姿勢或在不同的地點幫他／她做更換。此外，可嘗試在他／她看電視或電影的時候換尿布和穿衣服。如果孩子很平靜，持續這樣做幾天，以中斷其失控的慣例，然後再在沒有東西分散其注意力的情況下來進行這項作息活動。

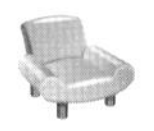

家事活動

有些孩子會在父母忙於烹飪、打掃或照顧其他孩子及／或當他們需要參與家事活動時失控。

了解自我、他人和環境：孩子可能因為家事活動對自己來說沒有意義而不想做。當家長的注意力離開他／她時，他／她可能不高興。孩子可能不喜歡家事清潔劑的氣味，或像是吸塵器或攪拌器等用具的聲音。

彈性：如果家事活動不符合孩子的計畫，或者發生在不同的時間、地點，或和不同的人時，孩子可能會不適應或生氣。

社交溝通：孩子可能無法表達想要幫忙、不想幫忙，或想要用不同的方式或在不同的時間做某樣家事活動的期望。

在家事活動中支持調節的要點與提示

在家長忙碌時孩子可能無法自己找到適合的事情做，而家長可能傾向克制自己與孩子互動，因為害怕跟孩子講話可能會導致孩子變得黏人或以其他方式要求大人注意他／她。然而有些時候，如果父母忙於家事活動時能夠間歇性地給予孩子注意，孩子就會繼續玩耍，並且可以避免一些不適當的吸引注意行為，例如尖叫、哭泣或「找麻煩」。

用餐／點心時間

用餐和點心時間對許多孩子與家庭來說可能非常有壓力，無論在準備期間、用餐期間或清理期間。

了解自我、他人和環境：孩子可能無法覺知飢餓或口渴的徵兆；可能不喜歡圍兜的感覺；可能不喜歡食物的外觀、氣味或口味；或可能不喜歡被侷限在兒童餐椅或加高座椅上。

彈性：孩子可能會因為食物、盤子、杯子和／或餐具不同；吃飯時間表改變了；準備餐點或餵食他／她的人不一樣；圍兜不同；或者有人在他／她面前放了他／她不想要的食物而生氣。

社交溝通：孩子可能無法表達想要某種食物或不喜歡某種食物；希望食物被切成特定的形狀或大小；期望被餵食；期望自己進食；期望結束用餐時間；或者期望使用別的杯子、盤子或餐具。

在用餐／點心時間支持調節的要點與提示

對於被安置在兒童餐椅或加高座椅上會失控的孩子，以及無法待在桌邊足夠長的時間來攝取足量食物的孩子，可以讓他在兒童餐椅或加高座椅上進行喜歡的活動，例如玩塑型黏土、著色、看影片，或用平板玩遊戲。在這些活動期間或結束時帶入食物，如此可以將進食與坐兒童餐椅或加

高座椅連結起來。

遊戲時間

遊戲時間的失控可能因為遊戲活動本身或在遊戲期間與他人的互動而引起。一些有ASD的兒童在遊戲中非常自我導向，很難加入他們。當靠近他們時，有一些孩子會立即走開，有些孩子則會發脾氣。

了解自我、他人和環境：在許多情況下都可能出現失控，包括當孩子無法預測積木會突然倒下時、電子玩具需要更換電池時，或者玩具和材料的感官特質讓孩子感覺不愉快或困惑時。

彈性：如果有人弄亂了孩子排成一列的玩偶、如果其他人正在玩一樣孩子認為是他／她的玩具，或者如果有人沒有按照孩子預期的方式玩遊戲，由於這些因素改變了遊戲的常規，孩子就可能會發脾氣。

社交溝通：如果孩子無法溝通自己想要玩什麼、在哪裡玩，或怎麼玩玩具、材料或其他物件，他／她就可能會生氣。

在遊戲時間裡支持調節的要點與提示

對於在玩耍時其他人靠近會讓他們失控的孩子，可先從在他們的遊戲活動中將他們需要的物品拿給他們開始，這有助於和他們建立起友好的關係。例如，如果孩子正在把積木排成一列，大人可以將積木遞給他／她讓他／她可以繼續排。大人可以用此種方式加入孩子的遊戲，直到孩子將其視為一個幫手而非討厭的人。

表現得好玩和詼諧有趣是一個幫助孩子在遊戲中建立信任與調節的好方法。例如，將一塊布或軟質玩具放在頭上並假裝打噴嚏——導致物品掉到地上——通常能夠讓一個感到害怕或是沉浸在自己世界中的孩子微笑。

監控調節進展之提示

可以使用下列方式來監控調節的進展：

- 一個關於孩童在作息中合作程度的家長評分量表
- 一個列出孩童讓他／她自己平靜下來的方式清單
- 一個孩童能夠參與而不失控的新作息活動清單
- 一個孩童能夠等待、尋求協助，或以適當方式而非以尖叫表達其想要和需求的作息活動清單
- 記錄孩童在特定作息中出現特殊行為，如拍打、丟擲或咬人的次數
- 記錄孩童參與特定活動而未出現特殊行為，如尖叫、拍打或跑開的時間長度

建立支持了解自我、他人和環境的技巧

嬰幼兒在整合所有發展領域的技巧同時，也在學習認識自己、他人和環境。當他們的感覺系統獲得訊息之後，其反應方式取決於他們的調節和警醒狀態、他們的氣質和人格特質、他們以往的經驗、感覺刺激的強度、他們對感覺刺激的好惡、當時環境中發生的其他事件，以及他們所擁有的技能。例如，在一個私立幼兒園中的五個孩子，當煙霧偵測器因為烤吐司機中的碎屑燃燒而發出警報時，各自的反應都不同。還不會移動位置的Mary用毯子蓋住她的頭、摀住耳朵，並哭了起來；Johnny爬進廚房去尋找聲音的來源；Maritza跑到門口詢問：「那是什麼？」Alexander爬去找尋保姆；Hakim微笑著跳上跳下。

在早期，兒童參與和他人及環境的往來互動，從而對物品、事件、他人及他們自己產生預期或期望（Wang & Barrett, 2012）。這些互動往來涉及大量各式各樣的關注與回應技巧。孩童透過他們所有的感官來得知訊息：視覺、聽覺、觸覺、味覺（口味）、嗅覺（氣味）、前庭覺（平衡／運動）和本體覺（身體姿勢），他們學習專注於某些特定的感覺，同時排除其他感覺。這種選擇性注意力有助於社會、認知、語言和知覺的發展（Bahrick & Lickliter, 2014）。

根據認知神經科學文獻，自我概念涉及知道自己是其行動和思想的來源，並且知道自己與他人和環境是不同的。自我認識和身體覺知是自我覺知（self-

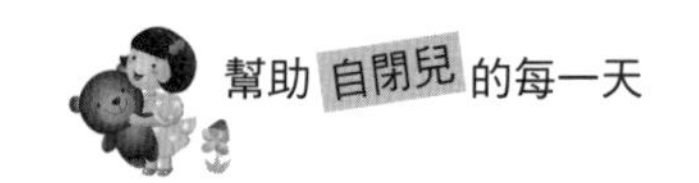

awareness）的組成要素（Lyons & Fitzgerald, 2013）。自我覺知被認為與理解他人的情緒狀態有關，是心智理論的構成要素。這是 Premack 與 Woodruff（1978）首先使用的一個詞彙，指的是一個人將心理狀態歸因於他人以及自己的能力。心智理論是同情心、同理心及產生看法所需的。Lyons 與 Fitzgerald 在其文獻回顧中強調了許多與自我—他人覺知相關的步驟，包括眼神追視、對聲音的反應、注意力、向他人展示、對名字的回應、注視臉孔、假裝遊戲和用手指出等。有許多關於典型發展兒童是如何產生這些步驟的理論，而關於有自閉症和其他相關異常徵兆孩童的相關理論則更多。自閉症一詞來自希臘文，意思是自我，許多研究人員，包括 Kanner（1943），都提到了自閉症孩童的非典型自我概念發展。不只在關於自閉症的早期著作中，在近代的文獻中也可以找到這個主題（Duff & Flattery, 2014; Lyons & Fitzgerald）。

由於各專業使用的術語不一致，ASD 個案的感覺處理是另一個充斥著許多理論和看法的主題（Baranek et al., 2014; Schaaf & Lane, 2014）。Hazen、Stornelli、O'Rourke、Koesterer 與 McDougle（2014）在使用標準化感覺症狀評量表進行的研究文獻回顧中發現，約有 69%到 95% ASD 個案出現高頻率的感覺症狀。他們指出，比率的範圍這麼寬反映著使用的研究方法和樣本的差異。Schaaf 與 Lane（2014）在他們的文獻探討中，引用的自閉症感覺症狀普及率是 45%到 96%。

自閉症的感覺特徵有各種不同的分類方式。Baranek 等人（2014）引用了四種感覺樣式，但提到可能還有其他的存在。他們引用的四種樣式是：(1)對感覺輸入反應遲鈍或反應不足（例如，低於典型的痛覺覺知、過度旋轉後而不會出現暈眩現象、對聲音沒有反應）；(2)對感覺輸入反應過高或過度反應（例如，對於聲響做出摀住耳朵的反應、避開衣服的紋理或他人通常能夠容忍的黏性物質）；(3)對感覺的興趣、重複和尋求行為（例如，被風扇吸引、排列玩具、過度的跳躍）；(4)增強的知覺（例如，對其他人不易察覺的聲音有所警覺）。Schaaf 與 Lane（2014）在他們的文獻回顧中，將感覺特徵分為三類：對感覺的反應和異常興趣、感覺覺知與感覺統合。其中，感覺統合充

滿了爭議。該詞通常指的是Ayres（1972）所發展出的理論，提倡者和批評者對其效用有所爭議。Ayres（1979）將感覺統合定義為：「將感覺訊息加以組織得以運用。」（p. 1）該理論認為必須主動地組織感覺輸入並用以對環境採取行動，才能夠產生最佳的學習、行為和參與。對感覺訊息的非典型感知或組織可能導致學習、行為及／或參與方面的困難。

由於感覺統合一詞的使用缺乏一致性，Ayres Sensory Integration這個名稱現已登記註冊，它涵蓋了Ayres的評估和治療理論與方法（Parham & Mailloux, 2015）。該名稱與程序的使用及其效力缺乏一致性，是引發爭議的主因（Parham et al., 2007）。此外，許多感覺統合研究中使用的方法受到批評（Ashburner, Rodger, Ziviani, & Hinder, 2014; Lang et al., 2012）。Case-Smith、Weaver與 Fristad（2014）區別了感覺統合治療和以感覺為基礎的介入，因為在文獻中此兩者經常被混淆。感覺統合治療是以Ayres的理論為基礎，並且是在診間進行。它包括能夠提供不會太困難、也不會太容易的挑戰，並且需要運用感覺訊息來做出適當反應、以遊戲為基礎的活動。例如，一個幼童可能在吊床上擺盪的同時，要將不同尺寸和重量的球投進放置在吊床四周的籃子中，他需要整合各種感覺刺激。另一方面，以感覺為基礎的策略是由大人主導的策略，將其整合到兒童的日常作息中以改善行為的調節（例如，用按摩或搖擺使兒童安靜下來）。儘管感覺統合在作為治療形式時是具有爭議的，研究指出，許多自閉症個案在整合感覺訊息方面是有困難的（Barenek et al., 2014; Marco, Hinkley, Hill, & Nagarajan, 2011）。

大多數關於 ASD 感覺特徵的研究都專注於感覺過度反應（sensory over-responsivity, SOR），也稱作過度敏感或過度反應。SOR的特徵是對感覺刺激有超乎尋常的強度和持續度的負面反應，其表現通常為焦慮、發脾氣、注意力分散、逃避和逃跑行為以及攻擊性。有 SOR 的 ASD 幼兒以及年齡較大的兒童，和母親壓力增加及家庭活動的限制增加有關（Ben-Sasson, Soto, Martínez-Pedraza, & Carter, 2013）。Green 等人（2013）使用神經影像學發現，與典型發展的個案相比，有ASD的個案對於輕微反感的感覺刺激做出反應時，其大腦的多個部位呈現出較大的激活反應。這些反應是位於與感覺處理、調節和情緒處理相關的腦部區域。有時，ASD 個案在進行感覺尋求行為時，似乎對感覺輸入反應遲鈍（Patten, Ausderau, Watson, & Baranek, 2013）。例如，一個專注注視著吊扇的幼童可能不會去注意及定向環境中的聲音或講話聲。此外，一些孩子當他們在尋求運動和深度壓力時，例如當跳躍及以膝蓋著地時，對疼痛的反應會減弱。

侷限的重複性行為通常涉及感覺尋求，例如當孩子轉圈或旋轉物體、將物品投擲到堅硬的表面上以觀察並聆聽其結果，或是擠進狹窄的空間時。依作者的經驗，孩子們這樣做有時候是因為很有趣且感覺很好，也有時是因為孩子們不知道有什麼別的事可做。孩子可能基於不同的原因展現出相同的行為，所有這些原因都必須加以判斷，以能有效地改變行為。如第三章所述，為了要改變行為，就必須先確定它的功能，這也適用於涉及感覺系統的行為。當正在長牙的幼兒因為不適而亂咬時，一個磨牙玩具可能會有幫助；然而，當幼兒是為了獲得玩具而亂咬時，磨牙玩具很可能就無法替代他想要的玩具。

行為的出現可能來自於感覺尋求或其本身的增強，但它們也可能是為了逃避、避免或獲得某些東西。Collin 在沙發上精力旺盛地搖晃可能是因為各種原因，例如：(1)他喜歡前庭、視覺、聽覺和／或本體感覺；(2)他可能因為技能不足或缺乏動力，而沒有任何其他事可做；或(3)過去他的阿姨因為擔心他搖晃會傷到自己而會給他一塊餅乾吃，這讓他停止了搖晃，並讓他學到搖晃是一種要求餅乾的方式。

感覺避免也必須從功能的角度和環境中還發生了什麼事來加以檢視。每次母親幫 Kimberly 洗手時她都會尖叫，她母親認為這是因為她手上的水和肥皂的感覺所致。母親嘗試了不同的肥皂和不同的水溫——就像她為 Kimberly 的哥哥所做的一樣，他喜歡冷水和塊狀肥皂而不是洗手乳——但 Kimberly 依然尖叫著。她的 EI 提供者建議邊玩水邊玩肥皂，於是 Kimberly 在活動期間能夠愉快地玩著。Kimberly 的 EI 提供者要求觀看洗手的過程，她注意到當母親開燈時 Kimberly 變得很激動。EI 提供者要求她的母親把燈關掉，然後注意到

Kimberly 伸手想要去按電燈開關。於是服務提供者請 Kimberly 的母親把她抱高至電燈開關處，並詢問她是否想打開電燈。Kimberly 開了電燈後，沒有尖叫就洗了手。許多自閉症個案表現出感覺差異和困難行為，有時這些困難行為是出於感覺差異，但並非總是如此。因此必須仔細觀察並檢驗我們的假設，來確定孩童感覺尋求和感覺避免行為的原因。

有 ASD 的孩子通常不會以功能性的方式與玩具或材料進行互動。這可能是由於缺乏使用玩具或物品的動機。有時，缺乏動機是因為與動作處理相關的技能缺陷之故。非典型的動作技能已被發現是 ASD 的一項特徵。Fabbri-Destro、Gizzonio 與 Avanzini（2013）在他們的文獻探討中，討論到非典型動作特徵包括笨拙、姿勢穩定性差、非典型步態、較少的預期和計畫（包括延遲或缺乏保護反應，以及根據一個物品的大小和形狀而做出的手部前置動作遲緩），以及模仿和動作計畫困難。

動作計畫（motor planning）和實踐（praxis）也屬於混淆和複雜的詞彙那一類，其定義和用法在不同專業內和專業間都不盡相同。Dewey 在 1995 年寫出了這些差異，但直到目前為止，文獻中尚未達成共識。在本書中，將動作計畫／實踐定義為形成想法並執行一系列步驟以達成目標的能力（Ayres, 1985）。顯示有動作計畫困難的人可能在過程中的任一部分面臨困難，其可能表現出缺乏想法、缺乏計畫或缺乏執行計畫的效率。動作計畫有賴於感覺處理，人們整合來自感官的訊息以做出動作反應。舉例來說，在樹林中行走時，要能夠成功通過就必須運用視覺、聽覺和本體覺訊息，以巧妙地越過岩石和木塊，並搜尋接近者如慢跑者或動物的聲音來源。一旦執行這些步驟成為一個人的技能之一，就不再需要計劃了。例如，當第一次學習開車時，大多數人需要計劃並排序每一個步驟，但是一旦經過練習，大部分有經驗的駕駛都能夠幾乎不需思考來執行這些步驟。對於幼兒，也可以在例如穿衣、完成形狀分類玩具和拼圖的動作排序中看到這種情形。一旦經過練習，就不需要太多有意識的思考來實現目標。Lane、Ivey 與 May-Benson（2014）在他們關於兒童的實踐、動作計畫和動作協調困難的文獻摘要中，描述到那些在自我照顧、將動作技巧由一個情境概化到其他情境、產生行動的想法、使用工具、遵循視覺或口語指示，以及與新事物互動方面有困難的兒童。根據Cossu等人（2012）的觀點，有ASD的兒童經常會有動作困難，包括模仿的困難和對於辨識他人動作意圖的困難。這些困難會影響動作計畫以及對他人行動目標的理解。

示能性（affordance）一詞是指人與環境之間的適配性，使特定行為可能發生（Gibson, 1979; Ishak, Franchak, & Adolph, 2014）。根據Linkenauger、Lerner、Ramenzoni與Proffitt（2012）的觀點，示能性知覺與知覺—動作整合有關，知覺—動作整合與處理感覺訊息並運用它來產生動作反應有關。這項技能會應用於日常互動中，包括社交互動和預測他人行動的能力。Linkenauger等人提出，示能性知覺的困難可能導致可見於ASD個體的動作問題和社交溝通困難的理論。自閉症個案已被注意到有預測他人行動的困難，然而，正如ASD相關文獻中常見的，存在著相互衝突的觀點（Berger & Ingersoll, 2014; Sparaci, Stefanini, D'Elia, Vicari, & Rizzolatti, 2014）。隨著孩子的發展，在練習之後他們學會期待和預測。躲貓貓（Peekaboo，喊著「peekaboo」並反覆遮臉又露臉之逗小孩遊戲）的遊戲清楚地說明了這個概念。從一開始由大人扮演起始者和回應者，嬰兒則可能看著自己或與遊戲無關的環境中的物品，經過多次練習後發生改變，嬰兒在大人持續遊戲時開始理解躲貓貓遊戲：當大人改變他／她聲音的音量或高低、互動的時間，以及其他特點以獲得嬰兒注意時，嬰兒也會改變成人的行為（Tronick, 2013）。這個過程對於有ASD或有在ASD光譜上之徵兆的幼兒來說需要更長的時間。正如作者之一在寫這本書時向另一位所說的：「很多我治療過的孩子有很長一段時間都無法理解躲貓貓。」

有ASD和相關異常的個案其對理解他人意圖的困難和其注意力困難（Shic, Bradshaw, Klin, Scassellati, & Chawarska, 2011）以及動作模仿困難（Vanvuchelen, Van Schuerbeeck, Roeyers, & De Weerdt, 2013）有關。模仿，這個學習和社會接受的關鍵技能，是另一個在定義上幾乎沒有共識的詞彙（Na-

del, 2014）。在《模仿如何促進嬰兒和自閉症光譜障礙之發展》（*How Imitation Boosts Development in Infancy and Autism Spectrum Disorder*）一書中，Nadel討論了關於檢驗「被模仿的是什麼」和「模仿時機」的重要性之許多重要因素。「被模仿的是什麼」取決於一個人所擁有的動作項目，因為不可能模仿不在其項目中的行動。此外，還必須考慮對個案而言是否是新的行動、是否被模仿的是過程或最終目標而非行動本身，以及關於所使用物品的知識是否是喚起行為的提示而非一種模仿行為。「模仿時機」也是一個重要的考量因素。模仿具有社交溝通的成分，無論其是立即或延遲一會兒才出現，但若是在被模仿者已不存在之後才出現，則不具社交溝通成分。另一項關於模仿時機的重要區別為「它是自發的還是被指示的」。從事EI的工作者經常看到可適當地使用杯子、刷子、梳子、槌子和按鈕玩具等物件的ASD幼兒，當出現這些動作的示範後並告知「你來做」或「換你了」時，孩子卻無法展現出對該物件的使用。此時我們必須判斷幼兒為什麼沒有產生模仿。例如，是否基於語言接收問題導致其對期待缺乏理解、對於示範缺乏注意、缺乏對指示的遵從性、在要求的情況下發生的動作計畫問題，和／或缺乏動機？

如在第三章所述，動機是學習的關鍵要素。Klintwall、Macari、Eikeseth與Chawarska（2014）發現，對於有ASD的幼兒，其對玩具、活動和例行社交的興趣是他們獲得技能的速度之預測指標。幼兒在這些作息常規與活動的參與取決於他／她對**自我、他人和環境的理解能力**，且獲得這些領域的技能將支持日後在相同領域的發展。EI提供者訓練父母和照顧者增進對**自我、他人和環境的理解**時，應該著重以下技能：注意感覺刺激、容忍感覺刺激、轉移注意力、模仿行動，以及遵循指示。

注意感覺刺激

背景資料：日常作息包含各種感覺訊息。嬰兒透過警醒反應展現出對刺激的注意力。在視覺方面，他們注視並追隨物件和人物，並在強光下瞇眼。他們對環境中的聲響和聲音來源表現出睜大眼睛並朝其轉向。在觸覺方面，嬰兒會感覺他們的手觸碰到或抓取的物件、當感覺乳頭碰到嘴唇時吸吮，並遠離討厭的物品如吸鼻器。當被彈跳或搖晃時，他們可能會微笑、平靜下來或跟著動以表明他們想要繼續。

與自閉症兒童的相關性：對於有自閉症的幼兒，通常難以區分出低敏感性和轉移注意力困難，因為這兩者都可能導致對感覺刺激缺乏注意力。在 Patten 等人（2013）的文獻探討中，發現感覺低反應性與ASD孩童的語言發展呈負相關。典型發展的嬰幼兒對於動作及他人眼睛會特別注意，在有ASD的嬰幼兒則常缺乏（Klin, Shultz, & Jones, 2015）。關於 ASD 兒童聽覺反應的研究顯示，其對音調的感知較強，但對聲音的定向反應則較少（O'Connor, 2012）。

如何融入於日常作息中：須注意並非所有活動都適合所有的兒童或家庭，如果他們尚不會注意多種感覺經驗，則可能需要進行一些調整以幫助兒童參與。

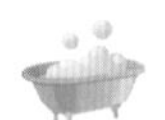 洗澡時間

聽覺：說說洗澡的程序、強調正在洗的部位、水溫、正在玩的玩具以及其他相關的主題。唱一首歌，比如「這就是我們如何清潔你的____。」當幫孩子清洗和擦乾的時候可發出好笑的聲音。

嗅覺：使用各種香味的洗髮精、沐浴精和肥皂。

觸覺和本體覺：使用各種材質的沐浴巾和毛巾，並變化清洗和擦乾孩子的力道。沐浴後可幫孩子按摩。

視覺：透過提供不同的洗澡玩具來改變環境。有時，可以使用泡泡入浴劑或泡泡浴錠來改變水的顏色或產生泡泡。

就寢時間

聽覺：唱喜愛的歌曲，聊聊當天發生的事，以及就寢的常規。

嗅覺：在房間內放置精油或其他香氛，但要放在孩子無法觸及之處，以保護孩子的安全。

觸覺和本體覺：使用放鬆的香氛精油和軟布幫孩子按摩。當孩子放鬆時，摟抱、輕拍和撫摸他／她。

前庭覺：在將孩子帶上床或嬰兒床之前，輕搖孩子數分鐘。

視覺：在黑暗的房間裡用手電筒打光。使用不同顏色的燈泡或濾鏡。

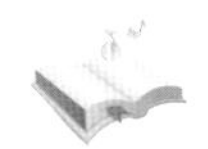

閱讀時間

聽覺：選擇其中的圖片剛好有能夠示範環境聲音的書籍，例如當出現門時就發出「叩叩」聲、出現車子時就發出「嗶嗶」聲、出現動物時就發出牠們的叫聲。

嗅覺：使用一擦就有氣味的書或使用芳香貼紙製作自己的氣味書。

觸覺：使用提供多種不同材質，可以觸摸、感受的書。

本體覺：選擇部分書頁可以活動的書讓孩子操作。

前庭覺：選擇內有跳躍、划船或蹦蹦跳跳等動作的書，並讓孩子做出故事中的動作。

視覺：考量書本的視覺「忙碌」程度。如果孩子還無法好好地留意圖片，先從有圖形的書開始，逐漸再進展到每頁有一至兩張圖片的書。當孩子的視覺注意力有所進步時，再選擇每頁有較多圖片的書。使用小相本製作含有熟悉的物品和人物的圖片或照片書。

社區外出

聽覺：提供孩子能夠聽到各種環境中聲音的機會，如鳥叫聲、車輛喇叭聲、警笛聲、火車汽笛聲、雨水落下聲、雷鳴聲、人們的歌聲、不同類型的音樂聲、除草機的運作聲、吹雪機的攪動聲、吹葉機的轟轟聲，以及其他環境聲音。

味覺：在沙拉吧、冷凍優格或冰淇淋店，或麵包店中嘗試新奇的食物。

嗅覺：讓孩子有機會接觸百貨公司的香水櫃檯、麵包店、糖果店、在營火上烤棉花糖、接觸剛除完的草，以及農場等。

觸覺和視覺：協助或讓孩子挑選水果與蔬菜、在公園或海邊玩沙、赤腳走在草地上，並蒐集石頭、樹葉和樹枝。

本體覺：幫助或讓孩子跳過人行道上的裂縫，或從溜滑梯的最後一階跳下，以及在海邊用毛巾或毯子裹著依偎在一起。

前庭覺：在公園盪鞦韆和溜滑梯、參加半結構式運動課程、在遊樂園坐小火車，或在購物商場乘坐投幣式遊樂設施、騎小馬、操控騎乘式玩具或三輪車、操作單一開關的電動玩具車、去購物商場，以及乘坐馬車、嬰兒車或自行車出遊。

視覺：天黑時坐車或嬰兒車外出去看街燈、到寵物店或水族館去看魚兒游泳、到火車或公車站，或建築工地去看各種交通工具，或去購物商場看手扶梯上的人群。

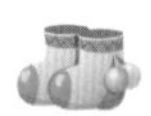 換尿布和穿衣

聽覺：在換尿布和幫孩子穿衣時一邊唱歌。

嗅覺：在使用嬰兒濕紙巾或軟膏之前，將其放在孩子的鼻子下面，讓他／她

能聞到其氣味。

觸覺：提供各種材質的衣物，如羊毛、丹寧布、燈芯絨和棉布。幫孩子穿衣前在他／她身上抹一些乳液。換完尿布後，可以好玩地在他／她的肚子上吹氣。

本體覺：在穿衣前幫孩子按摩，並且好玩地輕輕搖晃他／她的手臂和雙腿。

前庭覺：在穿衣和換尿布後，好玩地輕輕滾動孩子。

視覺：用乾淨的尿布玩躲貓貓，或是當上衣拉過頭部時和孩子玩躲貓貓。

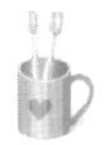

盥洗和梳妝

聽覺：在刷牙時唱歌。

味覺：使用各種口味的兒童牙膏。

嗅覺：使用各種香味的肥皂。

觸覺：讓孩子接觸各種材質的沐浴巾和毛巾。在洗手之前或之後，用溫水和冷水沖洗孩子的手。用電動牙刷幫孩子刷牙。

視覺：在鏡子前進行清潔和梳妝活動，如刷牙、梳頭和洗臉。

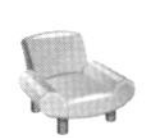

家事活動

聽覺：當使用會發出聲音的安全用具時可讓孩子幫忙，像是幫忙打開或關掉吸塵器。

本體覺：讓孩子幫忙提「重」物，例如灑水壺和購買的雜貨，以及推吸塵器和將垃圾桶移到路邊。

觸覺：當在庭院工作時，讓孩子有機會挖土、將落葉放進袋子或垃圾箱，以及在給花卉或蔬菜澆水時玩水。在家裡，可以讓孩子幫忙用各種不同材質的抹布擦拭灑出來的東西，以及從洗衣機和烘乾機中取出衣服，以體驗潮濕、溫暖的織品。

前庭覺：當將沙發椅墊移開準備吸塵時，可讓孩子有機會從其上滾下來，或在庭院工作時讓孩子滾下小土丘。

視覺：當要進入或離開房間時，讓孩子操作電燈開關。

用餐／點心時間

聽覺：允許孩子啟動和關上食物處理機或攪拌器。讓孩子按微波爐的啟動按鈕，聽它的啟動聲以及停止運作時的嗶嗶聲。跟著微波爐的計時器一起倒數計時。

味覺和嗅覺：在烹飪和準備食物的過程中讓孩子品嚐和嗅聞適合的食物。

觸覺和本體覺：讓孩子將蔬菜放入碗中和／或撕開生菜幫忙製作沙拉、剝香蕉皮、打開食物包裝和倒飲料。

視覺：讓孩子看飲料被倒出及調製的過程，以及微波爐上正在遞減的時間。

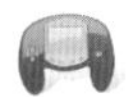

遊戲時間

聽覺：讓孩子有機會聽音樂、哼唱聲、唱歌聲、口哨聲和好笑的聲音。給孩子湯鍋、平底鍋和大湯匙來敲敲打打、啟動音樂玩具，以及搖晃裝著生米粒、豆子或錢幣的有蓋塑膠瓶。

味覺和嗅覺：進行一場有著各種食物和飲料的下午茶。

本體覺：結合不同的活動，例如在唱歌時邊敲打鍋碗瓢盆或打鼓。讓孩子有機會在枕頭上跳或從矮凳上跳下來。玩擠壓的遊戲，邊唱著「我們就是這樣擠壓你的____」，並唸出被擠壓的身體部位。用小毯子或毛巾輕柔地包裹孩子，讓其頭部保持露出，以留意是否有不舒服的徵兆，並確保能夠正常呼吸，

然後愉快地進行擠壓遊戲。給孩子能夠擠壓或戳的塑形黏土玩。

觸覺：當搔癢、輕拍或按摩孩子時，使用填充玩具和各種材質的衣物添加趣味。使用桶子或箱子盛裝乾燥的通心粉、豆子或生米粒製造一個室內的「沙箱」。如果孩子會將不可食用的物品放入口中，則使用乾穀片替代。提供手指畫顏料，或對於會將不可食用的物品放入口中及／或可藉由品嚐或嗅聞食物得到助益的孩子，可以使用鮮奶油、裝飾用奶油、番茄醬、芥末醬或布丁。

前庭覺：將動作融入遊戲中，例如輕輕搖晃、擺動、彈跳、滾動、翻轉和跳舞。當有兩個大人在時，可將孩子放在牢固的毯子裡擺盪。

注意感覺刺激的要點與提示

針對每個感覺系統，評估孩子最能夠注意的刺激類型。例如，關於視覺刺激，孩子是否對某種特定顏色、樣式，或動作的視覺刺激較有反應；關於聽覺刺激，孩子是否對於歌唱聲、較高頻率的聲音、較低頻率的聲音，或聲調不斷變化的聲音較有反應；而對於前庭／本體覺刺激，孩子是否對於和緩的彈跳或強烈、不規律的動作表現出正向反應？

一次最好只著重於一至兩種感覺，而不是讓孩子一次被大量的感覺訊息所淹沒。

觀察孩子的情緒和動作反應，以判斷該刺激是否得到愉快的反應，以達到引起注意的目標。

如果孩子傾向快要刺激過量或不安的情況時，使用消除的程序來找出是哪個或哪些感覺模式影響了他的注意力。

如果孩子傾向過度專注於某種不是我們強調的刺激，就要消除此來源，以讓孩子更能夠專注於所針對的感覺反應。例如，如果孩子專注於風扇的視覺刺激而沒有留意到歌曲、書本、訊息或正在與其互動的人，則需

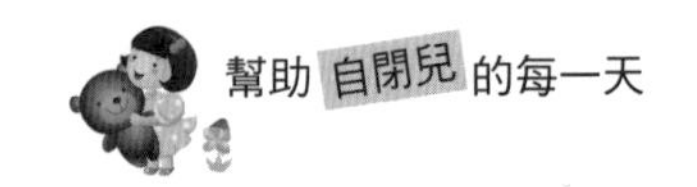

將風扇關掉或將孩子轉向，讓他／她不要面對著使其分心的刺激，以能夠專注於所強調的刺激。

關於監控進展的建議：注意孩子對哪些新的感覺類型表現出反應，例如微笑，轉向或移動以顯示想要繼續。

容忍感覺刺激

背景資料：一旦孩子注意到或處理一個感覺刺激，他／她可能以正面、負面或中性的態度做出反應。負面反應可能會對孩子的日常作息與活動的參與造成干擾。

與自閉症兒童的相關性：在 Ben-Sasson 等人（2013）的文獻探討中，發現有56%至 79%的自閉症孩童有 SOR。這些反應可能對孩童和家庭的日常作息參與造成極大的影響。SOR 可能單獨發生於一個感覺系統或是多個感覺系統中，並可能因時而異，因此難以找出在特定情況下不論任何時間都能幫助孩子的策略。孩子常常可能在一個感覺系統中只對某個特定面向做出反應。例如，孩子可能喜歡在某個平面的動作，像是上下彈跳，但對上下反轉的動作可能就會感到不安。同樣地，孩子可能喜歡各種樣式的動作，但若是由他人對他／她施以同樣的動作，孩子可能會生氣。有時要弄清楚孩子在什麼條件下對什麼感覺刺激做出反應是很困難的。例如，在班上進行會弄髒的活動時（例如，手指畫、萬聖節時從南瓜中取出種子），當老師拉著 Jebediah 的手要幫助他參與時，他尖叫著離開了座位。然而在用餐時間，每當 Jebediah 的盤子裡有番茄醬、蘋果醬或布丁時，他就會將食物塗抹在手上和臉上然後咯咯地笑。只有在經過大量評估、觀察 Jebediah 參加各種活動並與他的家人和老師進行多次討論之後，他的 EI 提供者才能夠辨別出 Jebediah 是對什麼做出反應，以便能夠提供增加他對會弄髒的活動之參與策略。他拒絕參與以及隨後經常發生的大發脾氣不僅與觸覺刺激有關，也與他的缺乏彈性和理解他人意圖的困難有關。

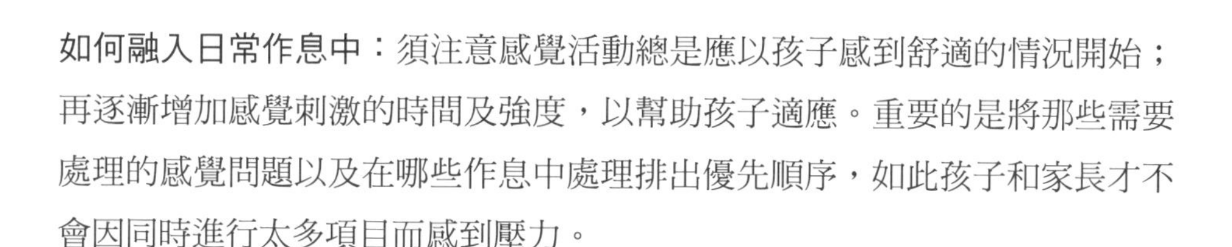

如何融入日常作息中：須注意感覺活動總是應以孩子感到舒適的情況開始；再逐漸增加感覺刺激的時間及強度，以幫助孩子適應。重要的是將那些需要處理的感覺問題以及在哪些作息中處理排出優先順序，如此孩子和家長才不會因同時進行太多項目而感到壓力。

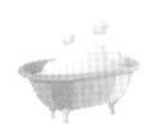

洗澡時間

聽覺：如果孩子對放水的聲音有負面的反應，首先試著開啟較緩慢、溫和的水流，當孩子能夠適應之後，隨著時間再逐漸加強水流量。讓孩子在浴缸外將水打開和關閉，以讓他／她能夠控制感覺輸入。

嗅覺：嘗試不同的肥皂和洗髮精來確認孩子是否有任何偏好，一旦找到了孩子偏好的種類，再逐漸讓他／她接觸新的氣味。

觸覺：如果孩子不喜歡臉上有水，當洗頭髮時可以在孩子的眼睛上放一條沐浴巾，或是在天花板上貼一張孩子喜歡的人物／動物貼紙或圖片讓他看，這能使其頭部保持一個傾斜的角度以減少水流到臉部的情況。如果孩子不喜歡洗澡，可以使用例如「要洗你的____囉！」作為提示，同時指向或觸碰該身體部位，以幫助孩子做好準備。確認孩子是否能夠接受更輕或更重的觸碰。如果孩子能力許可，也可讓他／她幫忙洗。隨著時間逐漸減少調整，以幫助孩子接受新的感覺刺激。

前庭覺：如果孩子不喜歡向後傾斜，讓孩子保持坐姿，用水瓢盛水來沖洗頭髮。

視覺：對於不喜歡水中有泡泡或使用泡泡入浴劑或變色浴錠讓水的顏色有所改變的孩子，可先從少量開始，隨著孩子接受度提高後再逐漸增加。可讓孩子從他還無法接受的肥皂、變色浴錠、泡泡入浴劑或其他沐浴產品中選擇。

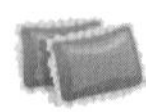

就寢時間

已知 SOR 與就寢和睡眠困難有關（Mazurek & Petroski, 2015）。為了幫助孩子入睡，保持環境的平靜是很重要的。對於過於敏感的孩子，必須謹慎評估環境，並在可能的情況下調整感覺刺激，以促進睡眠。對於睡眠品質不佳且非常敏感的孩子，必須非常謹慎地執行增加就寢時容忍度的策略，以確保孩子和家長不會有過大的就寢壓力。

聽覺：抑制或消除干擾入睡或睡眠的聲音。隨著時間逐漸增加聲音，使孩子習慣於在較嘈雜的環境中睡覺。

觸覺：對於無法忍受特定的睡衣、毯子或床單觸感的孩子，可以依他們的喜好做調整。在睡眠模式已經建立好了之後，隨著時間可以逐漸讓他／她接觸觸感類似的布料。當孩子能夠接受新的材質後，再使用另一種新的且觸感相似的材質。

視覺：限制可能干擾放鬆與睡眠的視覺干擾，如玩具、燈光、電燈開關或圖片。選擇其中圖片不會過於引起興奮的睡前故事書。考量家具的布置以減少視覺干擾。隨著時間，在孩子的容忍度提高後逐漸加入更多的干擾源。

閱讀時間

如果閱讀時間是孩子享受的作息，則可利用這段時間讓孩子接觸還不太能夠接受的感覺，孩子可能會由於注意力在書本上而對刺激的容忍度提高。

聽覺：如果孩子不喜歡某些聲音，可在適當的時機將這些聲音以好玩、簡短的方式融入於他／她喜歡的書中。當孩子能夠接受該聲音後，再逐漸增加音量或持續的時間。

嗅覺：使用一擦就有氣味的書或使用芳香貼紙製作自己的氣味書，以擴大孩

子對新氣味的接受度。

觸覺：使用具有不同材質的書籍讓孩子感受和探索。如果孩子會避開某些材質，使用這種材質和他／她喜歡的物品圖片來製作成一本書。對於被限制在汽車座椅或兒童餐椅中有所抗拒的孩子，讓他們在座位上閱讀喜愛的書可能有助於減低他們的敏感性。

前庭覺：會逃避在搖椅上搖動或鞦韆上擺盪的孩子，可能會願意坐在一個坐在搖椅或鞦韆上大人的腿上閱讀書本。開始時，搖椅或鞦韆可能需要保持靜止，但隨著孩子對書本產生興趣後，他們可能就能接受緩慢、溫和的擺動。

視覺：一些有ASD的兒童家長提出他們的孩子不喜歡特定的圖片，例如農場動物的圖片。可以使用只有少量這類圖片的書本，再隨著時間逐漸增加孩子對圖片的接觸。

社區外出

聽覺：試著預想有哪些孩子可能不會預期到或無法理解的聲音。例如，當站在平交道旁、在火車出現之前，告訴孩子：「火車要來了，準備會聽到『嘟－嘟』聲喔！」

味覺：有些孩子在餐廳或是當他們在自助餐或沙拉吧能夠自己選擇食物時，會比在家裡更樂意品嚐新食物。只在孩子的盤子裡放一點點新食物，這樣看起來不會太難以接受。

嗅覺：如果孩子對於某個可以辨別的香味或氣味做出反應，說出它的名稱並吸引孩子去注意。孩子可能在有不熟悉的香味和氣味的地方感到困惑，例如在麵包店、百貨公司的香水區，以及當散步經過垃圾桶時。

本體覺：如果散步時有兩個大人在場，可以一人分別握住孩子的一隻手，輕

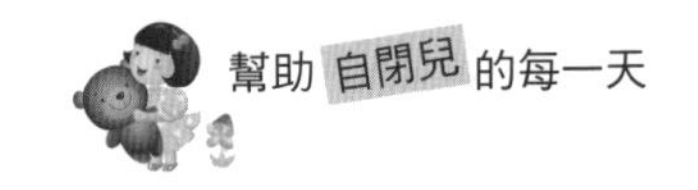

輕協助孩子躍過人行道上的縫隙。在公園裡，幫助孩子從枕木或其他非常低的平面上跳下。一旦孩子的接受度提高，就可以增加跳躍的高度，藉此增加感覺輸入的強度。

觸覺：對於不喜歡被侷限在汽車座椅或購物推車中的孩子，可在座椅上放置一件他／她們喜歡的物品，如書籍、零食或玩具，這樣當他們被放進座位時，就可以拿取並專注於喜愛的物件。對於那些不喜歡被風吹拂的感覺的孩子，可以幫助他們做好準備，例如說：「準備好，風要吹來了！」然後輕輕在他們的手臂上吹風，協助他們理解將要發生的事情。

前庭覺：將孩子放在其信任的人腿上，並非常緩慢且溫和地移動。隨著孩子的接受度增加，逐漸減少支撐並增加動作的幅度。對於非常敏感的孩子，這個過程可能需要很長一段時間，但對於較不敏感的孩子，這個過程可能在一次的外出時間就完成了。

視覺：有些孩子會對特定物品做出負面反應，例如他們在商店裡看到的懸吊氣球或旗幟。一旦知道孩子對哪些物品有接受困難，可在孩子感到較安適的家中設置類似的情況。例如，在家中懸吊一個氣球或旗幟並示範正面的情緒，如說：「哇！真漂亮！」如果孩子是平靜的，就再觸碰該物品使其移動。如果孩子表現出興趣，可讓孩子去觸摸它以使其移動。

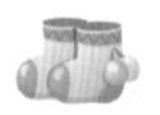 換尿布和穿衣

對於孩子不喜歡換尿布和穿衣，很難辨別是源自於感覺處理因素，還是孩子不想被某件通常並不有趣且沒有立即報償的事情打擾。許多孩子不介意尿濕的或甚至是有糞便的尿布，也不會將換尿布跟正向的結果連結。給孩子特別的玩具以分散他／她的注意力可能有助於使換尿布和穿衣較能夠被忍受。這些物品很可能需要經常更換，而且重要的是要在孩子開始抱怨和哭鬧之前就給他們，這樣才不會增強了抱怨和哭鬧。藉由將需要的物品交給孩子，盡

可能鼓勵他們積極地參與換尿布和穿衣。此外，透過肢體協助鼓勵孩子幫忙穿上和脫下衣服，再逐漸減少協助。許多孩子在一旦理解了換尿布和穿衣作息的目的之後，就比較能夠忍受此作息，他們的參與也會有助於這個過程。
觸覺和本體覺：評估在更換尿布時孩子較能接受較輕或較重的清潔力道。如果發現孩子較能忍受某種特定類型的觸碰，則使用這類型的觸碰。一旦換尿布的過程有進步之後，再逐漸改變力道以增加孩子的接受度。

前庭覺：有些孩子不喜歡躺著換尿布和穿衣。這可能是由於前庭的因素，也可能是孩子正處於一般會如此的典型發展階段。比較孩子在坐著／站立穿衣和換尿布時的反應和躺著時的反應，有助於確定原因。

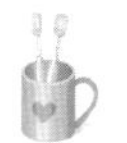

盥洗和梳妝

聽覺：有些孩子因為理髮電剪的嗡嗡聲和／或剪刀靠近耳邊剪的聲音而不喜歡剪髮。當要使用電剪時，在其接觸孩子的頭髮之前，先將其啟動並快速關掉重複數次，並將啟動的時間逐漸拉長。讓孩子啟動和關掉它們。當要使用剪刀時，先在孩子身邊反覆開合剪刀以便他／她能夠看到和聽到剪刀。用娃娃或絨毛動物玩具向孩子展示剪刀用來做什麼。一旦孩子熟悉它們之後，可能就比較能夠忍受它們接近他／她的頭部。

味覺和嗅覺：如果孩子抗拒刷牙，有可能是由於牙膏的口味或氣味。可以嘗試不用牙膏幫孩子刷牙。之後，隨著時間，如果刷牙作息比較沒有壓力了，就可在牙刷上擠少量的牙膏，一旦能夠接受此牙膏量，再逐漸增加。嘗試不同的口味，或許能找到一種孩子喜歡的。

觸覺：對於那些不太能忍受盥洗活動，如梳頭或剪髮的兒童，可以在他們從事如看電影等喜歡的活動時，揉搓他們的頭髮。當他們能夠忍受頭髮／頭部被觸碰後，可能會比較能夠忍受理髮、梳頭和順頭髮。至於刷牙，要留意某些牙齒可能比其他牙齒更敏感，因此這些牙齒要從較輕的力道開始，直到孩子比較能接受。逐漸再增加刷這些牙齒的力道和時間。

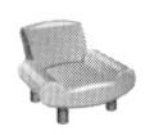

家事活動

聽覺：對於害怕吸塵器或吹風機聲音或厭惡其他東西的孩子，可以用口頭和視覺提示事先給予提醒。這能幫助孩子預期將要發生的事情。如果沒有安全的疑慮，也可允許孩子啟動和關閉這些用具。

本體覺：讓孩子幫忙將少量的衣物放入或拿出洗衣機或烘乾機、推吸塵器，或提著灑水壺灌溉植物。

觸覺：讓孩子幫忙洗衣服，包括將衣服丟進及拿出洗衣機和烘乾機。對於能夠進行配對的孩子，可讓孩子幫助分類衣物。當栽種植物或播種時，可讓孩子挖土。擦拭灑出的水是一種鼓勵孩子用新的、有目的的方法把手弄濕的好方法。

用餐／點心時間

聽覺：如果孩子不喜歡調理機、攪拌器、食物處理器或微波爐計時器的聲音，可以像之前在家事活動部分所提到的方法給予口頭和視覺提醒。

味覺和嗅覺：如果孩子對氣味非常敏感，並在聞到某些食物後往往會拒絕它們的話，可在其他日常作息中盡量讓孩子多接觸各種氣味。在吃飯時，示範聞食物的味道，並說：「好吃！聞起來真香！」然後咬一口並讚嘆它的味道有多好。

觸覺和本體覺：讓孩子協助剝香蕉、撕生菜、剝碗豆殼、折豆子，或搖晃容器製作即食布丁。對於不輕易接觸此類物品的孩子，可以給予孩子極短暫的肢體協助，例如讓他／她剝下最後一片香蕉皮或丟棄果皮。當孩子對此感到自在時，可添加另一項小工作，例如剝下兩片香蕉皮或丟棄兩樣東西。如果孩子不喜歡弄髒他／她的手，可提供叉子和湯匙並視需要幫助其舀取或叉取

食物。隨時準備一塊餐巾、抹布或濕紙巾，讓孩子可以盡快擦淨他／她的手。

視覺：有ASD和相關異常的孩子之挑食行為通常與食物的外觀有關。關於如何增加對新食物接受度的建議，請參閱第七章。

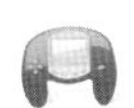

遊戲時間

聽覺：如果孩子對於有聲音的玩具感到害怕或厭惡，可以好玩地啟動玩具一會兒，然後將其關閉或放到房間遠端的角落或另一個房間，以降低它的聲音。當孩子習慣此聲音時，逐漸將個玩具靠近孩子。以好玩的方式將玩具藏在毯子下，並用它玩躲貓貓。在將玩具靜音的情況下讓孩子有探索玩具的機會，並讓孩子有啟動和關閉玩具的機會。

味覺、嗅覺和觸覺：讓孩子以布丁、番茄醬、芥末、裝飾用奶油和其他孩子喜歡的食物進行手指畫。如果孩子不願意將手放進食物中，可以將少量的食物放在密封的塑膠袋中讓孩子操作。一旦孩子接受這麼做之後，可將食物塗料放在烤盤紙上，並給他／她一個工具、棉花棒或沒有削過的鉛筆讓孩子用來玩弄這些食物。在不強迫孩子弄髒手的情況下讓他們玩。當孩子正玩得開心時，「不小心地」在孩子的手上沾一點點食物，邊說「哎呀！」並快速擦乾淨。藉由「不小心地」漸漸在孩子的手上放多一點食物以增加孩子的忍受度。留意觀察孩子是否準備好接受多一些食物的線索。有些孩子需要重複的接觸才能感到自在。

本體覺和前庭覺：如果有兩位大人在場，可將孩子放在牢固的毯子中由大人提著擺盪。從孩子的反應來觀察什麼時候可以從溫和規律的擺盪進展到不規則的擺盪。如果孩子不喜歡玩騎乘類玩具、抗拒在玩具上被推動，或抗拒坐搖椅或搖搖馬，首先可讓孩子在喜歡的活動如吃點心、看電影，或玩平板電腦期間坐在該玩具上。當孩子習慣了這個「椅子」時，再小幅度地推它，並逐漸增加推動的幅度。對於騎乘玩具，可先協助孩子將「腳踏車」向前推 30

公分以獲得一個小獎勵，再逐漸增加距離。

視覺：對於不喜歡旗幟、氣球或其他懸吊物品的孩子，可以用好玩的方式將它們拋給遠離孩子、但在其視線範圍內的另一個孩子或大人。隨著孩子的容忍度提高，逐漸增加孩子與其接觸的時間，並縮短其與孩子的距離。

容忍感覺刺激的要點與提示

在「成功激勵孩子參與他／她厭惡的活動」與「強迫孩子做一些令其不安的事情」之間，有時很難找到明確的界線。有些孩子在感到自在之前需要多次極短時間的反覆接觸。

盡可能讓結束的時間是可以預測的。例如，快速數到 10，並總是在數到 10 的時候停止，以便讓孩子知道刺激何時會停止或結束。隨著孩子的容忍度提高，可逐漸減緩計數的速度。

關於監控進展的建議：留意孩子參與的新的感覺經驗和／或孩子參與特定感覺活動的時間長度。

轉移注意力

背景資料：年幼的嬰兒開始學習透過感官獲取訊息的過程、關注於某些刺激而忽略其他刺激，就像年齡較大的兒童和成人每天所做的一樣。在所有活動中，各年齡層的人都需要排除大量的感覺刺激以便能夠有效地參與。一般來說，當坐著看電視或吃飯時，大多數人通常不會注意到他們衣服的感覺、附近的時鐘滴答聲，或前一晚晚餐的氣味，除非那些刺激出奇地討厭或特別令人愉快。在發展過程中，探索的過程能夠培養起選擇性注意某些刺激同時忽略其他刺激的能力。這會影響所感知、學習和記得的事物。所感知、習得和記住的事物又會影響後續探索時的注意力，使得此過程是動態的。感覺刺激性質對嬰兒的選擇性注意力有很大的影響，包括它們的規律性、強度、對比、

動作和重複性（即，訊息可以透過一種感覺來蒐集，雖然它同時被兩種或多種感官覺知到）。隨著嬰兒的成熟和發展，孩子的知識、期望和目標會大大地影響孩子會關注的刺激（Bahrick & Lickliter, 2014）。幾乎在所有的互動和作息中，學習和參與都需要運用到轉移注意力。

與自閉症兒童的相關性：黏性的固著（sticky fixation）一詞被用來描述年幼嬰兒將注意力從吸引其注視的刺激上轉移開的困難（Hood, 1995）。Landry 與 Bryson（2004）認為嬰兒的此一發展特徵與嬰兒期之後的 ASD 孩童也同樣具有類似困難的研究發現有所關聯。此詞彙已經被擴展，目前黏性注意力（sticky attention）一詞出現在許多 ASD 和幼兒相關的文獻中。Sacrey 等人（2014）在文獻回顧中發現有利的證據顯示，ASD的視覺脫離（visual disengagement）受損，且在 12 個月大時就很明顯。將注意力從感到苦惱的刺激上移開若有困難，就可能影響幼兒的情緒和行為調節，而且轉移注意力的困難一般可能會導致遺漏大量重要的社會和環境訊息。例如，Tamika非常專注於觀看吊扇，以至於她沒有聽到母親說她不得不上樓一趟，會馬上回來。過了一會兒，Tamika發現母親不在時就尖叫並哭了起來。同樣地，當 Billy 在幼兒園時，他花了數個小時看魚缸裡的氣泡，而錯過了許多玩玩具和與同儕互動的機會。

Billy 和 Tamika 都表現出將注意力轉移到他人的困難。社會導向的差異是 ASD 首先出現的症狀之一。非常早期的互動遊戲讓嬰兒得以練習轉移注意力，這些互動對於發展社會認知和理解他人所需的情感連結至關重要（Brian, Bryson, & Zwaigenbaum, 2015）。轉移注意力是學習許多發展技能所需的，而且要能夠完全參與日常作息需能夠完成一系列的動作或行為。為了能夠完成所有步驟，就需要能夠轉移注意力。例如，如果孩子在玩一個因果玩具時沒有轉移注意力，當他／她按下按鈕時就不會去注意到玩具所產生的聲音或動作結果。

如何融入日常作息中：以下是可以在孩童日常作息中練習的一些轉移注意力的建議。

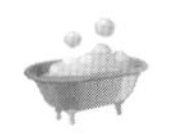 洗澡時間

如果孩子盯著水流看，讓孩子背對著水龍頭，並製造互動的機會，例如用杯子倒水玩，並說「準備好了，倒水」或 「準備好了，開始」以吸引孩子的注意。如果孩子在浴缸中出現重複行為並且難以從其中抽離，可評估該活動並判斷可能的感覺刺激，再創造一個鼓勵注意力轉移的替代活動。例如，如果孩子正盯著浴室裡的吊扇看，可以用吹泡泡或風車創造類似且能夠更輕易控制的視覺經驗。在幫孩子沐浴時，可藉由唱出正在洗的部位、洗之前先輕拍該部位，或如果合適的話，親吻或吹氣在該部位上，以將孩子的注意力吸引到正在沐浴的身體部位上。

 就寢時間

在睡前的互動如禱告、唱歌、親吻或摟抱時，幫助孩子就定位以便他／她能夠專心注意，而不會分心。如果一項著迷的物品或重複行為能使孩子平靜下來，則或許可以允許孩子接觸該刺激以幫助他／她培養睡意。相反地，如果某個刺激會令孩子興奮，則需調整環境（例如，關閉臥室門以抑制來自其他房間的聲音、將風扇轉向使其不會直接吹到孩子身上）。

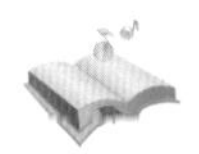 閱讀時間

將孩子安置於容易將注意力轉移到朗讀者臉上的位置（例如，孩子坐在沙發上而朗讀者跪坐在地上）。變化目標感覺刺激，例如有時將孩子的注意力帶至圖片上，有時則帶至朗誦的內容上。可以指著正在講述的圖片，如果有需要也可輕拍圖片以引起孩子的注意。有時，可能需要暫時蓋住圖片或文字，以將孩子的注意力轉移到朗讀者身上，讓孩子更加留意地聽所講述的內容。

社區外出

讓孩子注意各種感覺刺激，如汽車的移動、樹木在微風中擺動、汽車的喇叭聲、鳥鳴聲，以及花香或剛除完草的氣味。在遊樂場，如果孩子固著於玩樹皮或拔草，且喜歡這類活動而不去探索遊樂設施，可以嘗試使用他／她喜歡的感覺刺激來促使孩子進行一項新的活動。例如，如果孩子「著迷」玩樹皮，可拿一把樹皮從溜滑梯上滑下去，以幫助孩子將注意力轉移到溜滑梯上。在散步時，如果孩子過度專注於石頭或花卉等並且想要採集或丟擲它們，可以說：「再見____！我們去找一個____。」來跟孩子著迷的東西說再見，並將孩子的注意力導向另一個替代的事物。如果孩子停在某處感受松針的觸感很長一段時間，可以從鄰近的樹上摘下一片葉子讓孩子去感覺它，然後再將他／她的注意力引導到摘這片葉子的樹上。

換尿布和穿衣

把尿布、濕紙巾、軟膏和衣物拿給孩子看，並說出它們的名稱。如果孩子會去看這些物品但沒有留意它們的名稱，則可將物品拿靠近嘴邊，以幫助孩子將注意力轉移到話語的來源。穿衣時，如果孩子是被動的且沒有協助穿衣，可給予提示以幫助孩子將注意力轉移到手邊的任務上，並要確保給孩子足夠的時間來展現行為或技能，但時間又不會長到讓他／她忘記被要求做的事或分心去做別的事。例如，當幫孩子穿鞋時，如果孩子沒有把腳伸出來，且對於「把腳給我」的指示沒有反應，可輕拍孩子的腳。如果需要，可以用鞋子拍拍地板發出聲響，來將孩子的注意力轉移到穿鞋過程上，以讓他／她能夠參與邁向獨立的第一步。

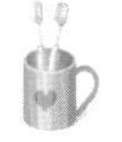

盥洗和梳妝

在洗手時，有些孩子會「著迷」於潑水或不斷地壓擠洗手乳，而沒有注意學習洗手的程序。調整環境或運用提示和線索可以幫助孩子轉移注意力。針對著迷於玩水龍頭流出水的孩子，可以數到五再將水關上，並指引孩子使用肥皂。隨著時間，孩子可能就可以自己將水關掉，然後伸手取用肥皂，或者在不關掉水的情況下取用肥皂。如果孩子經常會壓出太多的洗手乳（即為了得到本體覺、視覺或觸覺回饋），可將洗手乳移至孩子搆不到的地方，如果需要，可以提供口頭或視覺提示以幫助孩子將注意力轉移至洗手過程的下一個步驟。

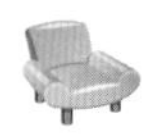 家事活動

允許並幫助孩子參與如洗衣服、清洗摔不破的盤子、推吸塵器、替植物澆水等活動，以提供多種轉移注意力的機會。

用餐／點心時間

自我餵食涉及許多轉移注意力的場景。孩子必須將注意力轉移到他／她的食物、餐具和杯子上，以執行所需的動作程序。用餐時間提供了許多社交互動的機會，孩子必須將注意力轉移到他人身上始得以參與。許多家庭漸漸習於運用電視、影片或手機應用程式來度過用餐時間，使用電子產品來幫助調節。然而隨著時間，這會變成一種不僅干擾獨立性的發展、也會干擾用餐時間互動的習慣。當家庭準備就緒時，可以制定一套能夠照顧到整個家庭之需求和型態的計畫，以戒斷孩子對電子產品的依賴。

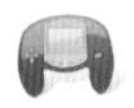 遊戲時間

遊戲時間充滿了轉移注意力和鼓勵參與的機會。和孩子進行感覺社交遊戲並中途暫停，以促進注意力轉移以及和你眼神的交會（見第八章）。將自己就定位於孩子可以輕易地從他／她正在做的事情轉移至能看到你在做什麼的位置。如果孩子正在進行重複性的玩法，可運用孩子喜歡的感覺刺激和活

動來轉移其注意力。示範與遊戲相關且能引起孩子注意力和動機的動作和聲音。舉例來說，如果孩子正在爬行，可以學狗汪汪叫或學貓喵喵叫，或如果孩子正在開關一個玩具上的門，你可以敲敲門並說：「叩叩。」

轉移注意力的要點與提示

留意孩子以及需要他／她將注意力轉移過去的刺激之位置。以最能讓孩子輕鬆地將注意力轉移過去的位置開始，然後再逐漸增加挑戰性。例如，當目標是讓孩子注視一項作息過程中出現的物品時，開始時可將孩子喜歡的物品拿到他／她的視野範圍內並興奮地說：「看！」隨著時間，非制式、但有系統地逐漸減少說「看」時的情緒強度，並使用孩子沒那麼喜歡的物品，以幫助孩子學習在物品出現時會去看。

如果孩子在參與活動時有轉移注意力的困難，需辨別出他／她受到何種刺激吸引以及其原因。如果孩子丟擲物品，可透過觀察孩子喜歡丟擲的物品、孩子是否專心注視該物體，和／或孩子是否更關注於丟擲物品的聲音，來判斷孩子是否是在尋求視覺輸入、聽覺輸入或兩者皆是。為了幫助孩子轉移注意力並促進參與，可先模仿孩子來參與他／她的活動，之後再將活動加以調整，例如讓孩子將能夠得到想要的感覺回饋的物品丟進一個盒子或洗衣籃中，以讓活動更有目的性。如果孩子把玩具放到嘴裡咬而不是將其放入容器中，可嘗試使用感覺替代物，例如讓孩子在玩丟進容器的遊戲時給他一個磨牙玩具。如果孩子對感覺替代物不感興趣，可能是因為該替代物與孩子正在尋求的不太相似，或者孩子可能是為了逃避任務而出現感覺尋求行為，因為它比較有趣。在難以激勵孩子的情況下，用感覺尋求行為作為孩子參與意願較低的活動的獎勵通常會有幫助（例如，協助孩子將物品放入容器中，然後允許孩子將玩具放入口中從一數到十的時間；數數可以幫助孩子預期啃咬玩具的時間將要到了）。

使用有助於個別孩童感覺系統和發展程度的提示來轉移注意力。例如，有些孩子對於拍他／她的手臂同時口頭指示他／她「看向____」的做法反應良好。然而那些對於碰觸過度敏感或不理解碰觸意圖的孩子可能會出現反擊或逃跑反應。對於碰觸有負面反應的兒童，聽覺提示——像是具有感染力的驚嘆和將物件放在兒童視野範圍內——可能是較能夠轉移孩子注意力的做法（例如說：「哇！看這個____。」）。

根據孩子的需求調整步調，避免過於頻繁地要求孩子轉移注意力。

在某些情況下，例如當孩子自我調節不佳或可能快要生氣時，也許不適合處理轉移注意力的問題。舉例來說，在餐廳中，如果目標是讓孩子可以持續坐在桌邊而不尖叫，以讓家人可以順利吃飯，最初讓孩子玩他／她的平板電腦或父母手機裡的應用程式可能是適當的方法。一旦孩子能夠平靜地坐好——這可能是在第一次或者在第三、四次去餐館時——下一個目標可以是讓孩子運用新的需要轉移注意力的方式進行參與，以讓他／她更加認識周遭的環境。

轉移注意力的困難往往是基於同時存在的增強物。換句話說，孩子應該轉移注意力的事物並不如他／她正在做的那件事好玩。因此，有必要盡可能使目標讓孩子感覺會帶來好處和有興趣，以誘使孩子將注意力轉移到重要的刺激上。

許多有ASD的兒童在多種情況下難以起始，包括在溝通和遊戲中。這可能與轉移注意力和動作計畫有關。為了幫助孩子起始，讓其有選擇的機會會有助益。例如，提供多種零食讓孩子可以選擇。一開始，將每種零食都放在透明容器中，讓孩子能夠看到有哪些選項。之後，則進展到將零食留在它們原本的包裝中，以幫助孩子練習更抽象的思維。有些孩子無法主動去從擺放玩具或書本的地方拿取它們，但是若將幾件物品放置在他們容易看到的新奇地點時，他們就能從中選擇一樣。當孩子可以輕

易取得玩具、書本或居家用品如湯匙和碗時，通常他們就會使用它們而不再從事自我刺激行為。向孩子示範各種這些物品的玩法，給孩子一些能夠主動起始和獨立玩的概念。替換玩具和物品的種類，以防止孩子感到膩了或無聊。

關於監控進展的建議：注意在特定作息的許多機會中，孩子留意視覺或聽覺表徵的次數，例如有五個同儕對Kevin說「嗨」，他有幾次看對方，或是在閱讀時間，Suzy 對於母親指出的十張不同的圖片看了幾次。

模仿行動

背景資料：Young等人（2011）將模仿描述為發生在嬰兒或幼兒時期，當孩子學習模仿動作、聲音和說話，且為「認識世界與協商複雜的社會關係的連續過程」之一部分的「深度社會與智力發展的關鍵要素」（p. 1565）。多年來，研究聚焦於將模仿視為嬰兒社會認知能力提升的前兆，以及其社會認知能力進步的產物（Dunphy-Lelii, LaBounty, Lane, & Wellman, 2014）。

與自閉症兒童的相關性：相較於典型發展的孩童，有自閉症的嬰兒和幼兒表現出較少的模仿行為，雖然這些能力會隨著時間而進步，但許多個案仍然存在著模仿困難（Vivanti & Hamilton, 2014）。Vivanti 和 Hamilton 在其文獻探討中發現，當自閉症患者對材料熟悉、當他理解示範任務者的目標，及當任務的結果是他／她感興趣的時候，他們模仿使用物件的行動會比沒有使用物件的行動容易。在一個比較自閉症、全面發展遲緩以及典型發展的學齡前兒童的研究中，Vivanti、Trembath 與 Dissanayake（2014）發現，自閉症孩童較其他兩組兒童較少出現模仿行為，且當他們模仿時，他們的動作也不若典型發展的兒童那樣準確。

如何融入日常作息中：以下是可以在孩童日常作息中練習模仿技巧的建議。

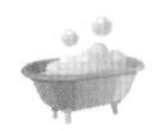 洗澡時間

使用沐浴玩具示範溫和的玩水動作，例如讓鴨子、魚或超級英雄在水中游泳、將物品表面的泡泡吹走，或清潔能夠輕易搆到的身體部位。一旦孩子可以模仿多種動作，就可以進展到示範需要更多視覺注意的動作（例如，洗手腕或特定的手指）和需要排序及兩個步驟才能完成的動作（例如，讓橡皮小鴨先游泳，然後再飛行）。

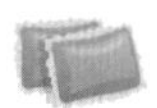 就寢時間

就寢時間的模仿機會包括給家人和填充動物玩偶晚安吻和擁抱，以及合起雙手做睡前禱告。

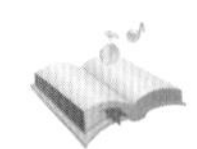 閱讀時間

在觀看或閱讀書本時，示範與圖片相關的動作（例如，聞花香、品嚐食物、像兔子一樣的跳躍）。如果孩子沒有跟著模仿，協助他／她這麼做。充滿情緒的驚嘆聲可能可以引發孩子的口語或發聲（見第八章）。

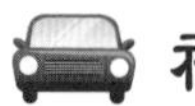 社區外出

在散步時，可以吹蒲公英、躍過人行道上的裂縫、走在鐵軌枕木上、聞花香，或假裝像鳥一樣飛翔，同時告訴孩子「你也做」或「換你做」。在雜貨店時，拿幾顆蘋果放進袋子裡，之後給孩子一顆蘋果讓他／她放，並將袋子準備好以接住孩子放進的蘋果，或因嘗試不成功而掉落的蘋果。在公園裡，可在溜滑梯上往上或往下滾球，讓孩子模仿。在池塘邊，投擲食物給魚或鴨子是一個引發模仿的有趣方式，因為野生動物的反應可能非常具有激勵性。

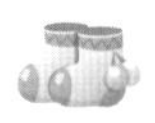 換尿布和穿衣

在幫孩子脫上衣時可跟他／她玩躲貓貓，重複動作和話語多次。將上衣放在孩子頭上，半遮住眼睛以嘗試引發他／她模仿這個遊戲。有些孩子喜歡父母或其他照顧者聞他們的腳，並開玩笑地做個鬼臉，假裝腳的味道很難聞，且驚呼：「唷！臭腳腳。」當把孩子的腳放到他們鼻子旁時，他們會模仿聞一聞腳、做鬼臉和／或驚呼：「唷！」

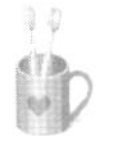 盥洗和梳妝

當幫助孩子洗手、洗臉和擦乾，以及幫其刷牙或梳頭髮時，可以先做幾次所需的動作，然後暫停一下，看孩子是否會模仿這個動作。可以使用口頭提醒和肢體提示，一旦孩子開始模仿便漸漸消退提示。

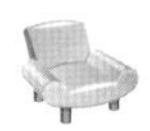 家事活動

讓孩子參與諸如替植物澆水、掃地、拖地、洗碗、將餐巾放在餐桌上、擦桌子以及將衣物放入烘乾機等活動，因為這些活動有許多機會可藉由重複幾次之後暫停的技巧，來促進孩子模仿。

 用餐／點心時間

在為用餐或點心時間做準備時，孩子可以模仿搖晃沙拉醬的塑膠瓶、攪拌冷的醬料、將食物倒入碗中、用奶油刀塗抹果醬，或者將食物盛裝到盤子裡。

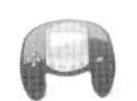 遊戲時間

可以將模仿融入任何遊戲活動中，如敲打、搖晃、傾倒、丟擲、踢、填充、壓按鈕、建構和假扮遊戲。把一個玩具放在頭上，假裝打噴嚏並向前低

下頭讓玩具掉到地板上。重複幾次後，將玩具放在孩子的頭上，通常孩子會表現出相同的動作，以產生玩具掉落的效果並享受那個好玩的情緒。如果把玩具放在孩子頭上他／她會重複模仿這個動作後，可嘗試將玩具交給孩子，看他／她是否會將玩具放在自己或你的頭上。

模仿行動的要點與提示

有些孩子會自發地執行一個動作和／或按照指示執行那個動作，但卻不會模仿那個動作。例如，當 Lila 興奮時或是母親要她拍手時她會拍手，但是當其他人拍手以及當母親拍手並告訴她「妳也這樣做」時，她不會跟著拍手。對於無法輕易進行模仿的孩子，可以從他們已有的動作技能裡選擇較簡單的動作（例如，鼓掌、送一個飛吻），或是使用物件的動作（例如，用積木蓋房子、將物品放進容器中）作為開始，以便在必要時可以對他們提供肢體協助。有些孩子需要特殊的介入來幫助他們理解對其模仿的期待。Lila 的母親使用「妳也做」的說法教 Lila 拍手。一開始 Lila 以為「妳也做」就是叫她「拍手」。她母親發現了這一點，因為她在向 Lila 示範送一個飛吻並跟她說「妳也做」時，結果 Lila 卻拍手。當發生這樣的誤解時，教導孩子模仿數種不同的動作有助於孩子學會「你也做」代表模仿的意思。

評估孩子比較容易模仿同儕或是大人，並且從比較容易引起孩子模仿的人開始嘗試。

與其他技能一樣，從孩子做得最好的部分開始，接著逐漸概化，擴展模仿的頻率、模仿的多樣性以及模仿的複雜度。

確保示範的動作適合融入家庭或育兒機構中。例如，用湯匙和鍋碗瓢盆模仿打鼓可能就不是一個家庭會想要鼓勵的活動。同樣地，在育兒機構中踢瓦楞紙積木可能也是不被接受的。

關於監控進展的建議：留意在特定作息中所模仿的項目有哪些、在特定作息中孩子模仿的項目數量、在一定的時間內孩子模仿的次數，和／或在一定的時間或作息中孩子模仿同儕的次數。

遵循指示

背景資料：要能夠遵循指示，一個人必須留意到指示、理解訊息，並且能夠且願意完成必要的一個或數個行動。遵循指示有助於參與活動，進而促進對物理和社會世界的認識。

與自閉症兒童的相關性：有自閉症的兒童可能由於缺乏注意、理解和／或動機而不遵循指示。遵循指示的困難會對參與家庭日常作息造成影響，並限制學習的機會。EI 提供者有必要幫助家庭和其他照顧者確定是哪些因素干擾了遵循指示的能力，以便適當地針對這些因素來處理，以讓孩子能夠在各種環境和情況中都能夠遵循指示。

如何融入日常作息中：以下是可以在孩童日常作息中練習遵循指示的建議。

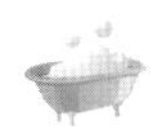

洗澡時間

請孩子拿一條毛巾、將衣服放進洗衣籃、坐下、站起來、收拾洗澡玩具，以及把一個身體部位——如他／她的手或腳——給你。

就寢時間

請孩子爬上床，給你一個親吻、拿一本書、把書收起來、開燈，和說「晚安」。

閱讀時間

請孩子去拿一本書（任何一本）或去拿____書（特定的書）、把書放好、把書交給你、翻頁以及觸摸____的圖片。

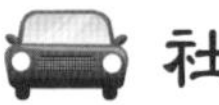 社區外出

離開家時：請孩子幫你拿鞋子／外套、關燈、開門及關門。

在雜貨店：請孩子把東西放進籃子、扶著推車、把推車給你，和將____交給你。

在公園：叫孩子跑步、跳躍、踢、丟擲、來你這裡，以及走下斜坡。

散步時：叫孩子牽著你的手、跳躍、找尋落葉、向路過的貨車揮手說嗨，以及指向禁行標示。

坐車外出時：叫孩子爬進或爬出車子、將手臂穿過（汽車座椅安全綁帶），以及揮手說嗨或再見。

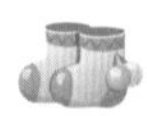 穿衣和換尿布

請孩子躺下、拿著濕紙巾、將尿布遞給你、將尿布丟進垃圾桶、站起來、將襪子脫掉、把腳伸出來、把衣服拿給你，以及坐下。

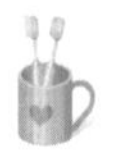 盥洗和梳妝

請孩子站上凳子、拿取肥皂、開／關水龍頭、搓揉雙手、將手擦乾、洗臉、拿牙刷，以及梳頭髮。

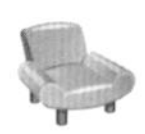 家事活動

請孩子關掉吸塵器、拿掃把、把東西丟掉，以及拿遙控器給你。

用餐／點心時間

叫孩子咬一口、（從盤子或碗櫃）拿取____、使用叉子，以及用湯匙舀。

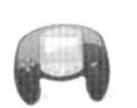

遊戲時間

請孩子放進、戴上、啟動玩具、拿取___、餵食玩具熊、讓玩具熊說晚安、發動小汽車、滾球、把球投進、讓玩具飛機飛起、把小人放進貨車、揉麵團，以及畫圓點（用蠟筆或麥克筆）。

遵循指示的要點與提示

當以遵循指示為目標時，需考量理解力、意願或配合度，以及動作排序能力。對於語言接收有困難的孩子，使用簡潔的話語並提供有意義的視覺提示，如手勢或圖片。使用遞減提示（見第三章）並逐漸淡化它們，以使孩子逐漸獨立。例如，Julio 在新的幼兒園第一天的點心時間，他的EI提供者向他的老師展示如何將穀物棒帶到Julio正在玩的地方，讓他看到穀物棒，然後走向桌子並告訴他「過來吃」。當Julio走近桌子時，他的EI提供者拍拍他的椅子說：「坐下。」幾天之後，Julio就不再需要展示食物或拍椅子的提示，而能夠獨立地遵循「過來吃」和「坐下」的指示了。為了能夠盡快成功且避免不必要的挫折，必須使用典型發展孩童所遵循的技能層級。例如，在典型的發展過程中，兒童先能夠遵循兩個相關聯步驟的指示之後才能夠遵循兩個無關聯的步驟指示，以及在幼兒期最後幾個月才發展出對所有格、代名詞和數字概念的理解。此外，一個尚未表現出對每個元素技能都理解的孩子將無法「從媽媽房間的洗衣籃中拿來姊姊的兩隻綠色襪子」。遵循多重步驟的指示不僅涉及對每個步驟的理解，還包括記憶力和過濾干擾的能力。

當孩子不能選擇時，避免使用給其選擇的說法，例如「你能不能……？」「你可以……嗎？」或「你要不要……？」而只需陳述指示，讓孩子知道期望他／她做的是什麼。

告訴孩子「該做什麼」而不是「不要做什麼」，並使語言盡可能地簡潔，

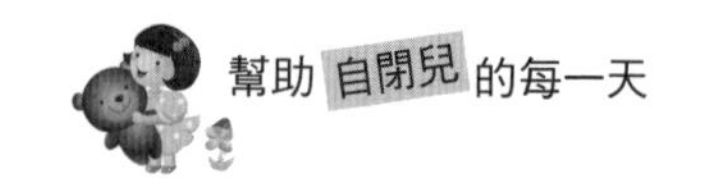

有助於教導替代行為。許多幼兒，包括那些沒有語言處理困難的幼兒，都無法理解否定語義，因此當他們聽到「不要爬上桌子」時，他們通常會爬到桌上。

為了幫助孩子理解涉及一個指示的語言，可在他／她即將執行一個動作時給出那個指示。例如，當孩子將門推上時，說「把門關上」，或者當孩子將三明治送到嘴邊時，說「咬一口」。

對於非常自我導向的孩子和／或那些當對他／她提出要求時會失控的孩子，可從給出一個快速、簡單且能夠使用肢體提示（如「擊掌」）的指示開始。當孩子非常清楚自己想要什麼時，可以利用孩子的動機。例如，如果孩子在用餐後以口語或非口語表示想要從兒童餐椅上下來，可以告訴孩子：「先跟我擊掌，然後你就可以下來。」如果孩子沒有做出擊掌的動作，就協助他／她這麼做，然後迅速把孩子從兒童餐椅上抱下來。一旦孩子在某項作息中學會了指示，就可將該技能概化到其他作息，並在最初的作息中加入新的指示。這有助於防止指示變成一種不需要聆聽技巧就可做出的機械式反應。

首先，在孩子愉快且平靜時，使用促進調節的物品來訓練遵循指示。舉例來說，如果孩子喜歡泡泡，且在別人吹泡泡時會安靜地看著，可用小樹枝接取一個泡泡然後要孩子把它弄破，這可能會有不錯的效果，因為有機會進行有趣的練習。相反地，如果孩子看到泡泡時會瘋狂地在屋子裡亂跑或哭泣，選擇別種活動來訓練指示是較明智的做法。

找機會使用「先—然後」的話語以建立配合度，著重於有利的機會以避免引起意願的衝突。例如，如果孩子被要求先收拾然後他就可以看影片，不要使用命令、專橫的語調強調「**先收拾**，然後才可看影片」的指示，而說「**當然，你可以看影片**。先收拾，然後就看影片。」同樣地，如果孩子想要玩平板電腦，可說「先坐下，然後玩**平板電腦**」，強調「平板電腦」一詞。

在要引進新的指示時，盡量減少環境的干擾，並製造重複和成功的機會。例如，當第一次教孩子收拾積木時，一次拿一個積木給他／她，說：「收拾。」並把桶子放在他／她手的下方，使其盡可能容易成功。隨著時間，可使用視覺提示來減少督促，例如指向積木和／或桶子，而不是把積木交給孩子，然後逐漸消減協助直到孩子能夠獨立收拾。

找出功能性的指示，並在一週內提供許多個練習的機會，例如出門前「穿上你的鞋子」、吃飯前「坐下」、父母出門工作時「揮手道別」、當喝完東西時「把你的杯子放在桌上」，以及當飯前洗手時「把水關掉」。

給兩次指示，如果孩子沒有照做，則幫助他／她做。如果孩子理解指示而選擇不去做，可告訴他「自己做還是我幫助你做」，通常孩子會遵從指示去做。

如果孩子很可能不會按照指示去做，而且你也無法幫助孩子照著做，就應避免給出這樣的指示，以免增強了不配合的行為。

謹慎選擇指示和給出指示的時機。考量該指示是否很重要、孩子遵循指示的可能性，以及當下幫助孩子遵循指示是否值得。如果目標是配合度，需使用孩子能夠理解的指示。如果目標是對語言的理解，則孩子必須願意配合。如果孩子極度疲倦、極度飢餓或有其他方面失調，應避免給出有困難的指示（見第五章）。

如果考慮使用序列圖片來幫助孩子遵循指示，例如在浴室洗手檯附近張貼洗手的步驟，則必須評估孩子是否了解每張圖片所代表的意思。如果孩子無法將圖片與必須執行的動作相連結，則圖片將失去作用。所有的表徵都是如此，無論是文字、手勢或是圖片。孩子必須能夠連結，文字、手勢或圖片才有意義。在某些情況下，視覺支持可能非常有用，但可能需要教導孩子。

關於監控進展的建議：留意孩子能夠遵循哪些新指示、孩子在特定作息中遵循的指示的數量、孩子遵循指示所需要的提示類型、孩子遵循的指示類型（即，一個步驟且熟悉的、一個步驟但是新的、兩個步驟且相關的、兩個步驟但無關的），及／或指示中出現的新詞彙和新概念。

建立支持彈性的技巧

適應改變以及在不同的人群、經驗、作息中適應與同化的能力，有助於針對每日發生的典型變化做出調節的反應。嬰幼兒在與多位照顧者互動、參與日常作息，面對身體的變化及技巧發展，必須能夠適應這些改變。此外，認知彈性的發展，需要能夠轉移注意力、回應、在腦中保存訊息，並抑制其他干擾和其他反應以達成一個目標。這些過程使兒童能夠做出預測並對周遭環境採取行動（Forssman, 2012）。

文獻中清楚寫道，ASD 患者有適應環境要求的困難、行為僵化、堅持以往的行為模式、行為侷限且重複、對於一致性有強烈偏好，並且難以適應計畫的改變或在日常生活作息中的改變（D'Cruz et al., 2013; Kanner, 1943）。*DSM-5* 中列出的診斷標準包括「侷限的和重複的行為模式」，所引用之關於**彈性**的例子包括「堅持同一性」、「對於作息有不可改變的堅持」、「儀式化的口語或非口語行為模式」，和「高度侷限、固著的興趣，其強度或專注度超乎尋常」等項目（APA, 2013, p. 50）。

關於造成ASD患者缺乏彈性的理論各種各樣，包括感覺處理的困難以及理解他人意圖的困難。後者與ASD患者的焦慮有關，其被稱為*無法忍受不確定性*。有些人認為侷限和重複的行為是用以使生活可預測的策略（Boulter, Freeston, South, & Rodgers, 2014）。認知彈性，即轉移行動和思想以符合情境要求的能力，大多數的ASD患者已被發現此能力都有受損。雖然它並非是核心缺陷，但認知缺乏彈性解釋了他們對轉銜和作息變化的困難（Leung & Zakzanis, 2014）。

EI 提供者經常被請求協助那些家有因缺乏**彈性**而有行為困難的兒童之父母和其他照顧者。缺乏**彈性**可能影響任何或所有的日常作息，包括孩子堅持相同的衣物、食物、作息表、去公園的路線、電視節目或他人在特定情境下的反應。一位有多個自閉症兒童的母親被要求回想當她的孩子接受 EI 時，她希望學到什麼，她回答道：

> 彈性是關鍵。我認為他們需要及早處理彈性的問題。我知道有些孩子已上幼兒園的父母們每天下午在帶孩子回家前**仍會**帶他們去塔可鐘（Taco Bell）速食店，否則孩子就會崩潰。我的意思是，這些作息**控制**了家庭，**控制**了全家人。如果你知道孩子喜歡像是在家附近走很「遠」的路，你需要努力設法走較短的路。我想如果我們讓孩子們過於沉浸在固定的作息和缺乏彈性，它會永遠持續下去並導致崩潰、問題行為、父母戰戰兢兢等等。彈性應該成為一個目標，例如若是孩子只玩紅色的樂高，就要設法讓他們在你的課程中玩藍色的。教導父母如何與缺乏彈性的孩子應對，並協助改變它。我認為固執的想法在其中有很大的影響。我指的是看到他們對於要是第一個／名和獲勝也很固執。（個人通訊，June 17, 2014）

Temple Grandin 是一位有自閉症的著名作家與大學教授，她對此表示贊同：

> 普通常識要如何教導？我認為是要從年幼時教導彈性開始。結構對於自閉症兒童有所幫助，但有時計畫可以、並且需要改變。當我小的時候，我的保姆讓我和姊姊從事各式各樣的活動。這種多樣性防止了僵化行為模式的形成。我越來越習慣於每日或每週作息的改變，並了解到當變化發生時我仍然可以應對。（Grandin, 2002）

如何融入日常作息中：有些 ASD 的兒童非常有彈性，而有些兒童則否。此外，有些兒童在某些情況下適應能力很好，但在其他情況下則非如此。以下策略是將變化納入日常作息中的一些想法，可以逐步並有趣地進行，以幫助有僵化傾向的兒童提升彈性。一次進行太多的改變可能對於孩子和照顧者都會造成太大的壓力。這些建議是採取對兒童和家庭都覺得自在的步調來進行，如果在進行這些策略時出現困難行為，則需要審慎地分析，以確定成因和解決方式。

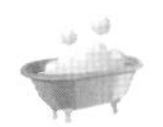

洗澡時間

如果方便且可行時，可在一天中的不同時段或在不同的浴室洗澡；改變幫孩子洗澡的順序；讓孩子做選擇，但選項要不同於平常的作息。例如，如果通常是先幫孩子洗臉，就可以問他／她：「你想先洗手還是耳朵？」使用各種顏色的毛巾和浴巾。使用多種詞彙，不僅可以增加彈性，也能增加字彙量。例如，交替使用清洗和清潔這兩個動詞。

就寢時間

給孩子兩本書、兩首歌曲或兩種祝禱詞做選擇，它們都是不同於常規的。改變離開孩子房間時所說的話（例如「晚安」、「祝好眠」、「明天早上見」）。

閱讀時間

看書時，時而討論圖片，時而朗讀文字。改變關於圖片或故事所問的問題。由於許多自閉症兒童基於語言處理方面的困難，難以對新的語言呈現方式做出回應，因此應變化問問題的方式。舉例來說，對於認識動物和動物叫聲的孩子，可提問：「牛怎麼叫？」以及「哪一隻動物會『哞』？」

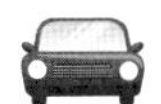

社區外出

外出散步時變化路線。有時帶著小推車或嬰兒車，有時讓孩子走路。在孩子有機會反抗之前——透過找尋花朵、信箱上的數字或孩子感興趣的其他物件——分散孩子的注意力。開車到熟悉的地方時，變換前往的路線。如果安全且情況允許之下，時而改變車內兒童安全座椅的位置。例如有時讓孩子坐在不同的手足旁邊或車子的另一側。如果孩子在乘車時看電影，可以選擇不同的影片，有時還可以進行不看影片的短程旅行。同樣地，改變所唱的歌曲和播放的音樂類型。如果多個大人或年齡較長的孩子一起去雜貨店，重要的是不要總是同一人推推車。對於有多種推車類型（例如，仿照汽車外型的推車以及典型的購物推車）的商店，改變孩子乘坐的推車類型。

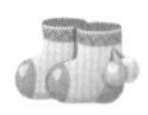

換尿布和穿衣

變化孩子換尿布以及穿衣的地點。改變穿脫衣服的順序。

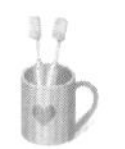

盥洗和梳妝

當需要更換牙刷、牙膏和肥皂等物品時，可選擇不同的口味、氣味、顏色和其他相關屬性。有時可以變更作息的時間或作息的場所。

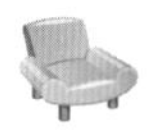

家事活動

在家事活動中示範彈性有助於展示作息中的改變是可以接受的。

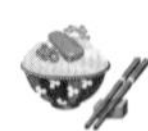

用餐／點心時間

由於自閉症兒童的飲食困難很常見，且這些困難帶給家庭很大的壓力，本章稍後將會詳細介紹此主題。

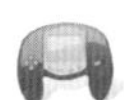

遊戲時間

鼓勵用不同的方式玩玩具。如果孩子總是建造一個積木塔，可以鼓勵他／她用積木做一臺火車。如果孩子用湯匙餵玩具熊，可以示範用叉子餵玩

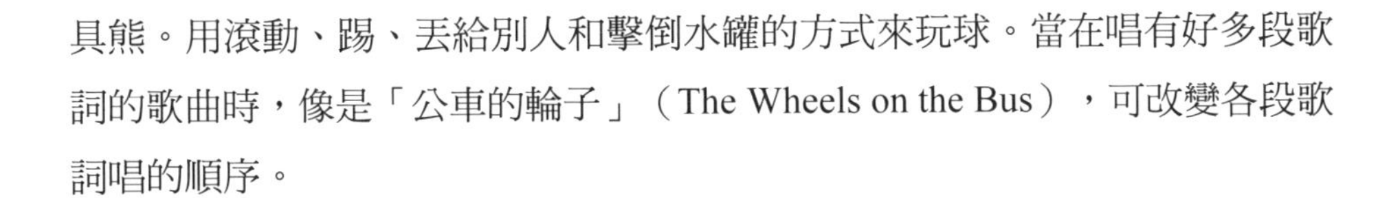

具熊。用滾動、踢、丟給別人和擊倒水罐的方式來玩球。當在唱有好多段歌詞的歌曲時，像是「公車的輪子」（The Wheels on the Bus），可改變各段歌詞唱的順序。

在日常作息中支持彈性的要點與提示

如果孩子在使用物件方面缺乏**彈性**，可藉由找到孩子較能接受的替代品來擴展孩子的技能。例如，如果孩子喜歡旋轉，改玩圍圓圈跳舞的遊戲或提供像是可以坐在上面轉的玩具。如果孩子喜歡丟下物品看它們墜落，提供具有強烈視覺要素——像是會有球或人偶沿著坡道滾下的玩具和活動。

為了幫助孩子轉銜，可使用孩子喜好的物件幫助他們想要轉換其他的活動。例如，要幫助孩子離開浴缸，可以在浴缸外拿著一個他／她喜歡的玩具，這樣孩子比較可能想要從浴缸出來。同樣地，可在車上放一個孩子喜歡的玩具來幫助他／她離開遊樂場。聚焦於孩子接下來要做什麼，而不是孩子要結束什麼。例如，說：「我們去找你的兔子——牠在車上等你。」而不是說：「回家的時間到了。」

說再見通常有助於孩子轉換。例如，當孩子不想離開商店裡的玩具區時，可以說：「玩具再見！下次見。」許多孩子學會了這項策略後，便能自發而冷靜地對物件和情境說再見。

在將要轉換之前先給出提醒。提醒應該要盡可能具體，例如「再溜一次滑梯，然後我們就去拿你的杯子」，而不要是一個包含了孩子不理解的時間概念的抽象提醒，例如「我們再三分鐘離開」。重要的是，即使孩子發脾氣，也要遵守提醒的內容，讓孩子知道發脾氣並不會導致好事發生，否則很可能會增加發脾氣的行為。

當從一個活動轉換到另一個活動時，藉由有趣的方式來分散孩子的注意

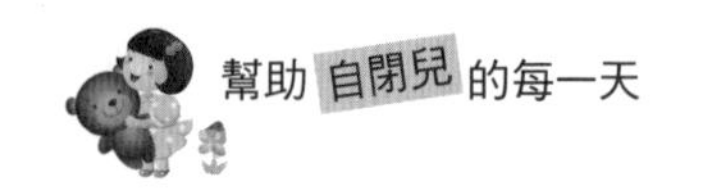

力，例如計算步伐、唸出字母、唱歌或幫孩子從一個地方跳到另一個地方。

如果孩子執著於數字和字母或其他執著的事項，而致干擾其日常作息的互動或參與，以孩子的興趣作為出發點通常會有所幫助，然後再慢慢擴展。例如，Bella還無法說出單字，但她在看字母影片時開始唸出字母。她的父母注意到她可以唸出書本和積木上的字母，即使他們沒有教過她這麼做。她還無法命名圖片或指出唸到名稱的圖片。Bella 的 EI 提供者開始利用她對字母的興趣來教她指出唸到名稱的圖片。在課程中，Bella的母親會請她去指一個字母，然後拉著她的手指幫助她去指。幾堂課之後，Bella可以在沒有提示之下指出唸到的字母。下一步是使用影片中的圖片教Bella指認圖片。服務提供者找到和影片中代表每個字母的圖片類似的圖片，並向Bella的母親示範如何在她們指認字母的作息中逐漸加入指認圖片的活動。幾週以後，Bella就能夠指出在影片中出現過的圖片，Bella的母親接著開始教她指出書中的圖片。

正如第三章所討論的，教導概化對於功能性技巧的發展是必要的，而由於自閉症兒童往往關注於不相關的刺激，這不僅會導致缺乏概化，也會產生學習障礙。有自閉症的兒童通常十分僵化，要按照他們第一次做某事的方式做下去。在日常作息中加入多樣性有助於促進**彈性**。然而，相反地，有時**彈性**在特定作息中並不是優先事項，例如當要引介新技巧的時候，不一致的情況可能會引起混淆。

有些孩子對他人的角色非常僵化。例如，如果 Alexa 的父親早上進入她的房間將她從嬰兒床抱出來，或如果由她的父親推著購物車時，她就會發脾氣，但由她的母親進行這些作息時她則很平靜。她的父母比較了各自所記得的，但無法從他們的做法中找出讓他們相信此問題是與感覺有關的任何可辨別的差異。有些父母對忽視孩子發脾氣的處理方式感到自在；有些父母則喜歡採取他們認為較無壓力且能逐漸讓孩子適應於改變

的做法。Alexa的父母喜歡較溫和的做法，並決定由她的父親將她從嬰兒床抱出來再交給她的母親。隨著時間，Alexa的母親離嬰兒床的距離越來越遠，直到她不再站在房間裡。同樣地，在雜貨店裡，Alexa的父親推著她坐著的購物車同時快速數到10，之後由她的母親接手。漸漸地，她的父親放慢數數的速度，Alexa也習慣了父親來推推車。

與飲食相關的彈性缺乏

用餐時間缺乏彈性是一項特別困難的作息，需要更深度的討論和更明確的策略。以下幾個小插曲說明了常見的情況。

Jessica 會吃裝在小袋子裡的果泥，但是當母親把食物從小袋子倒進碗裡時，她就拒吃。媽媽知道她喜歡這個食物，所以她用食物碰觸女兒的嘴唇。Jessica 尖叫、把食物吐掉，並大喊：「噁心！」然後發怒了五分鐘，即便她每週都會有好幾次從小袋子中吃同樣的食物，且都沒有任何厭惡的反應。Mohammed每天都用一個綠色的碗吃穀片，某天，他的母親因為還沒有清洗綠色的碗，所以就把穀片放在一個大小和材質都相同的藍色碗裡，結果Mohammed把它扔到屋子的另一端去。Eliza 會吃一家特定速食店賣的薯條，但不吃她母親在家裡自己炸的薯條。當她母親把自製的薯條放進速食店的包裝袋中，Eliza拿起一根薯條，翻轉它檢查每一面，聞一聞，然後離開餐桌。Dominica 正在玩她最喜歡的娃娃，她的老師告訴全班同學點心時間到了。Dominica 看了看放在桌上的食物是什麼之後繼續玩她的娃娃，即使老師喊了她三次還是一樣。

許多文獻都提到幼兒常有挑食的問題，而自閉症孩童通常有更明顯的挑食問題（Kerwin, Eicher, & Gelsinger, 2005; Schmitt, Heiss, & Campbell, 2008; Schreck, Williams, & Smith, 2004; Williams, Hendy, & Knecht, 2008）。Ahearn、Castine、Nault 與 Green（2001）推論，挑食可能是自閉症常見的「侷限的興趣和活動的表現」（p. 510）。挑食可能與口味、質地或氣味有關，但根據作者的經驗，幼兒和學齡前兒童的挑食通常與兒童對視覺同一性的偏好有關。一旦發生僵化行為，通常很難改變作息。拒絕移動到餐桌邊可能是另一個關於用餐的困難。對一些孩子來說，轉換之所以困難，是因為他們不知道接下來會發生什麼，這通常是源於語言理解的困難。有些孩童，如 Dominica 抗拒從一個喜歡的活動轉而去從事另一個較不喜歡的活動，有些人認為這是一個增強物間互相競爭的問題。

與飲食相關的彈性缺乏之要點與提示

如果孩子有嚴重的進食問題，且已影響到孩子的健康和營養攝取，在實行這些策略之前先排除醫療問題是很重要的。此外，如果EI提供者發現這些策略無效，他／她可能需要進一步評估以確保掌握行為的一項（或多項）功能。有嚴重飲食問題的兒童往往需要專精於進食障礙的專業人士（例如行為分析師、職能治療師、語言病理學家）的幫助。

有時，可以改變孩子的兒童餐椅、加高座椅和椅子的位置。以有趣的方式給孩子兩個新選項來做選擇，例如：「我們今天隨興一點，你可以把椅子移到媽媽或哥哥的旁邊！」

可以利用遊戲時間，在一個不像用餐或點心時間那麼有壓力的環境中讓挑食的孩子接觸新的食物。與其用顏料畫手指畫，可使用番茄醬、芥末醬、布丁或其他孩子可能喜歡的食物。對於不喜歡碰觸黏稠物質的兒童，可提供棉棒、咖啡攪拌棒、細棒或其他安全物品充當「筆刷」。愉快地示範畫圓點和圓圈，然後舔一舔手指或筆刷，不要特意請孩子跟著做。如果有其他會遵循指示的孩子一起參與活動，可請他們舔一舔手指或筆刷並讚美他們。至於另一項活動，提供乾穀片進行感覺遊戲，包括舀取、填充和傾倒，並可添加適當的新食物種類，例如兒童未曾吃過的新種類乾穀片，或藍莓，或煮熟的豌豆。首先，將目標設定為孩子會接觸新的食物。示範舀取、傾倒和拿起新食物，將其放入杯中或碗中。之後，熱切地品嚐新食物，不要刻意請孩子一起做，並鼓勵其他參與的同儕或手足品嚐新食物，當他們品嚐時熱烈地讚美他們。同樣地，可提供做成孩子喜歡的形狀、人物、數字或字母的新食物。例如，使用乾穀片做出一張臉，然後好玩地吃掉鼻子，接著吃掉一顆眼睛。詢問孩子是否想吃鼻子，如果孩子這麼做了，可再改用另一種喜歡的食物重複這個活動。如果進行順利，就可嘗試用新的食物進行此活動。

在用餐和點心時間，改變孩子可接受食物的呈現方式。例如，如果孩子吃三明治，可將其切成各種形狀和大小，亦可改變盤子和碗的顏色大小。一次改變一個特性，再轉換到新食物。例如，如果孩子只吃一種容器中的莓果優格，則用不同的容器盛裝莓果優格，或在莓果優格的容器中裝入不同的優格。一旦孩子接受了新的呈現方式，可進行另外的小改變，像是用可接受的盤子盛裝不同品牌的莓果優格，之後再改用新的盤子。如果孩子吃小魚餅乾，可提供不同口味的小魚餅乾。稍微改變食物和飲料的溫度。如果牛奶通常加熱 30 秒，則改為加熱 28 秒，下一次則加熱 31 秒。

讓孩子參與烹飪和準備餐點的過程，如讓他／她撕生菜、攪拌冷食、傾倒，及參與類似的安全活動。愉快地品嚐食物並表達喜悅，但不要叫孩子品嚐食物。如果孩子品嚐食物，就讚美他／她。通常若允許孩子在進餐以外的時間進行自我探索，則他／她比較可能會品嚐食物。也許在準備餐點時，當孩子坐在桌邊或在兒童餐椅上時，可給他／她一些可以放進／取出容器或進行分類的食物。拿出一點孩子喜歡的食物，和一點新食物——但與喜歡的食物在顏色、質地或形狀方面只有一點點差異，這或許能鼓勵孩子品嚐新食物。當孩子飢餓時給予諸如此類的遊戲機會，會較為有利。

使用逐漸接近和形塑的技巧來幫助孩子從「可以接受他／她的盤子裡有新食物」，到「能夠吃掉新食物」。對於能夠遵循指示的孩子，首先在他／她的盤子或托盤上放一、兩小塊新食物。如果孩子不高興，可允許他／她將食物還給你或將其放到碗裡。這對於抗拒接觸新食物的孩子來說是一個重要的步驟。製造幾個可以這麼做的機會，直到孩子能夠碰觸新食物。一旦孩子能接受觸碰該食物，就可以嘗試讓他／她接受自己的盤子或兒童餐椅的托盤上有那樣食物。可跟孩子說：「我會數到十，然後你就可以把它放進碗裡（或者交給我）。」首先迅速地數，幾次練習機會之後，可數得較慢一些，以增加接受的時間。在幾次用餐時間呈現新食物進行順利之後，就可使用 Premack（1959）的「先____，然後____」原則，其中「先」可以是親吻食物，「然後」可以是特殊獎勵或給孩子離開餐桌去玩耍的機會。許多孩子不願意拿起食物親吻它，所以父母或服務提供者可能需要幫忙拿食物快速碰觸孩子的嘴唇，並發出親吻的聲音，然後給予點心或允許孩子離開餐桌。如果是用小點心（例如巧克力脆片、一片餅乾）作獎勵，則在該次用餐過程中可能會有多次機會。通常孩子在開始的幾次會抵抗，然後就會急切地允許食物觸摸他／她的嘴唇，以得到點心或能離開餐桌去玩耍。使用這項策略幾餐之後，再將要求改為舔新食物。因為別人無法輕易幫助孩子舔食物，因此就不能以能夠離開餐桌去玩耍作獎勵，因為如果孩子拒絕，大人就會處於增強孩子拒絕行為的不利狀況。因此，在過程中的這個階段可用一個小甜頭作為獎勵，無論是食物或是一個特別的活動。幾次用餐順利之後，可將要求改為「咬一小口」，同樣地，必須以食物或給予其他機會作為獎勵，而非給予離開餐桌的機會。如果孩子在舔食物或咬一小口的階段抗拒，他／她就不能得到獎勵。重要的是，服務提供者或父母不能哄騙孩子舔或咬食物，因為這通常會導致孩子因拒絕而引起很多關注。然而相反地，服務提供者或照顧者熱切地讚賞觸碰食物、親吻食物、舔食物，特別是咬食物等期望行為是非常重要的。有時候，有些孩子會發現他們可以將食物放入口中，獲得點心之後再將食物吐出來。為了減少這種情況，對於前面幾口，當孩子將食物放入口中時獎勵他／她，但隨後即迅速「將要求改變為將食物吞下」。

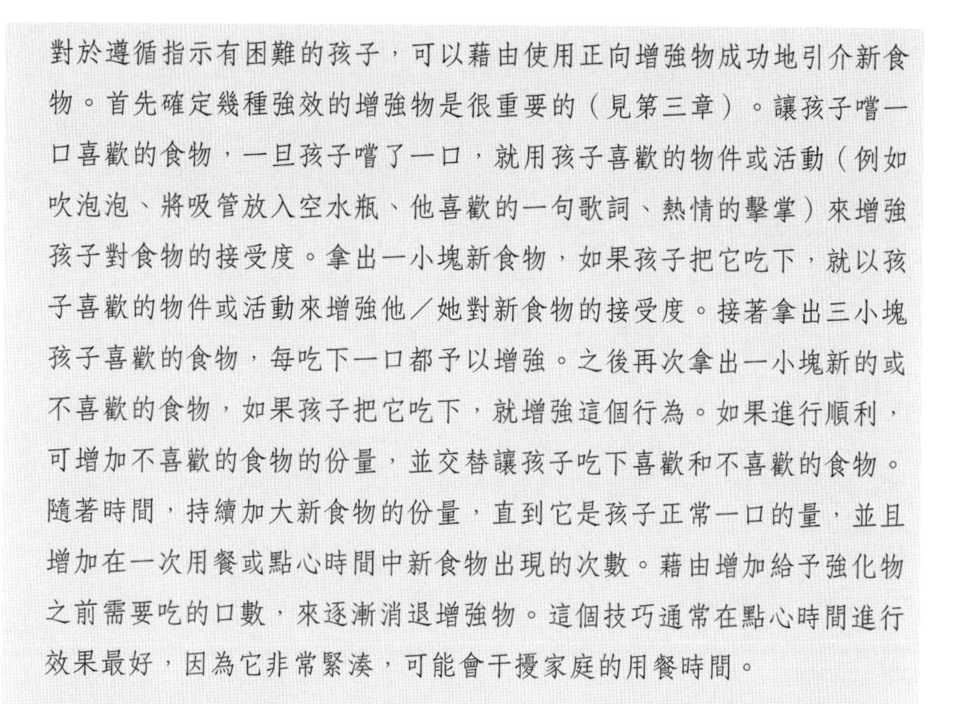

對於遵循指示有困難的孩子，可以藉由使用正向增強物成功地引介新食物。首先確定幾種強效的增強物是很重要的（見第三章）。讓孩子嚐一口喜歡的食物，一旦孩子嚐了一口，就用孩子喜歡的物件或活動（例如吹泡泡、將吸管放入空水瓶、他喜歡的一句歌詞、熱情的擊掌）來增強孩子對食物的接受度。拿出一小塊新食物，如果孩子把它吃下，就以孩子喜歡的物件或活動來增強他／她對新食物的接受度。接著拿出三小塊孩子喜歡的食物，每吃下一口都予以增強。之後再次拿出一小塊新的或不喜歡的食物，如果孩子把它吃下，就增強這個行為。如果進行順利，可增加不喜歡的食物的份量，並交替讓孩子吃下喜歡和不喜歡的食物。隨著時間，持續加大新食物的份量，直到它是孩子正常一口的量，並且增加在一次用餐或點心時間中新食物出現的次數。藉由增加給予強化物之前需要吃的口數，來逐漸消退增強物。這個技巧通常在點心時間進行效果最好，因為它非常緊湊，可能會干擾家庭的用餐時間。

關於監控進展的建議：列出孩童在特定作息中適應改變的方式清單和／或兒童在特定作息中適應改變的次數。

建立支持社交溝通的技巧

社交溝通是以「人際間適當的方式使用語言來影響人們和解讀事件」的能力（Olswang, Coggins, & Timler, 2001, p. 51）。儘管社交溝通的定義可能不同，但文獻中一致認為**社交溝通**涉及幾個要素的整合：社會互動、語言處理、語用學和社會認知（Adams, 2005）。

社會互動涉及交互性或輪流性，並包含能在不同的人群、地點、作息和活動之間共同和共享注意力。如第四章所述，共同注意力由 RJA（回應共同注意力）和 IJA（啟動共同注意力）組成。RJA 指的是依循他人視線或手勢的指示以注意和分享一個參考點，IJA 指的是運用手勢和眼神接觸來引起他人對自己、物件、行動或事件的注意（Mundy & Jarrold, 2010）。根據 Mundy 與 Newell（2007）的觀點，共同注意力是：「一種人類具備的、與社會夥伴協調注意力的精緻能力的表現，這是我們一生中的學習、語言，以及複雜的社交能力的基礎。」（p. 269）

語言處理包括語言的理解和產生，且可能涉及話語、手勢和／或擴大的溝通以傳達訊息以及對口語和非口語語言的理解。**社交溝通**的另一個要素，語用語言，包含話語和語言在不同情境中的使用、目的或功能（Adams, 2005）。語言的不同功能包括要求、反對或評論，而且能夠透過口語或非口語的形式來溝通。非口語行為包括面部表情、手勢和身體接近。說到**社交溝通**，支持成功社交互動的認知功能，如了解他人的意圖、理解情感，以及在社交互動中做出推斷，也是**社交溝通**的一個重要面向。**社交溝通**技巧是在溝通發展的所有階段中發展的，包括前語言期（即開始說話之前）和語言萌發階段（例如，使用單字和組合字彙）（ASHA, 2007b）。

社交溝通在出生幾個月內即開始出現，當嬰兒看向他人的臉，特別是和他人對視時。眼神接觸有助於嬰兒共享照顧者的關注焦點，並導向許多技能的發展，包括對面部表情、語言、意圖、情緒、RJA 和 IJA 的理解，所有這些都有助於與他人的互動（Hwa-Froelich, 2015; Senju & Csibra, 2008; Zhou, Chen, & Main, 2012）。從眼睛凝視迅速擴展到各種手勢，例如伸手、用手指或將人拉向一個物品，及遞出一個物品以獲得幫助，如打開或啟動物品。手勢／姿勢是早期互動意圖中最具一致性的早期指標之一（Crais, Douglas, & Campbell, 2004），可以歸類為三種類型：用於社交互動的、用於調節他人行為的，以及用於共同注意力的（Bruner, 1981; Crais et al., 2004）。用於社交互動的手勢／姿勢包括揮手說嗨或再見，或對「好大」做出反應。調節行為的手勢／姿勢包括用手去指並要求得到某樣不可觸及的東西、推開不喜歡的物品，或搖頭表示「不要」。產生共同注意力的手勢／姿勢則會將他人的注意力導向某物或某人，例如指向戶外的狗或拿著玩具與另一人分享（Bruner; 1981, Crais et al., 2004）。兒童能夠使用手勢／姿勢之後，即開始發展發聲和相近字作為表達意圖和與他人互動的另一種方式。表 8.1 依功能說明在典型發展中早期發聲技巧和手勢／姿勢的進程。

社交溝通是 ASD 的核心缺陷之一。在 Landa、Holman、O'Neil 與 Stuart（2011）的文獻回顧中，指出了區別 ASD 與典型發展和發展遲緩的社交和溝通困難，包括起始、交替互動、共同注意力、象徵性行為、動作模仿、理解語言和手勢使用等方面的困難。自閉症對於**社交溝通**的影響在早期發展階段就會出現，這些缺陷影響了那些與溝通夥伴——包括父母，手足、幼兒園老師和同儕——建立和維持互動的技巧之發展。非常年幼的 ASD 兒童的互動和參與不常出現且很短暫。這限制了語言和社會學習的機會，並且需要接受針對性的介入。在 12 個月大時，與典型發展的嬰兒相比，後來得到 ASD 診斷的嬰兒只有少許的手勢，且其用於起始社交互動的手勢種類也比較少（Colgan et al., 2006; Mitchell et al., 2006）。有自閉症的嬰兒與發展遲緩的嬰兒或是發

表 8.1　不同功能之早期發聲技巧和手勢／姿勢的概略發展進程

功能：反對	功能：要求	功能：社交互動／注意力
哭泣	哭泣	
身體反弓		
發聲	發聲	發聲
推開		
離開	繼續身體動作，例如在被扶著彈跳之後繼續自己彈跳	
搖頭表示不要	把大人的手放在身體上以要求**繼續**該動作	模仿揮手
說出不要	伸出手想要被抱起來	應要求做出揮手的動作
	把大人的手放在自己身上以**開始**動作	當他人離開或進來時自發性揮手
	把大人帶往想要的物品	模仿躲貓貓或拍手互動遊戲
	隔著一段距離伸手碰觸／指出物品	起始躲貓貓或拍手互動遊戲
	用手指	模仿拍手
	把東西遞給他人以要求協助、打開或更多	起始拍手
	以近似的字音要求	展示物品
	以口語或點頭表達想要	給出物品
	使用單字做出要求	用手去指以展示物品
	使用語詞做出要求	在手指遊戲和唱歌時比出手勢
		隨著歌曲或歌謠唱出歌詞
		自發性做評論
		藉由口語或點頭表示同意

資料來源：Crais, Douglas, and Campbell (2004); Crais, Watson, and Baranek (2009); Rosetti (2006).

展正常的嬰兒之間，在 12 至 24 個月大期間使用共同注意力手勢／姿勢有顯著差異，顯示這項社交溝通技巧的缺乏通常是自閉症的早期特徵（Watson, Crais, Baranek, Dykstra, & Wilson, 2013）。

在有ASD的兒童以及有ASD風險的嬰兒身上，語言能力的差異很常見。在 Paul、Fuerst、Ramsay、Chawarska 與 Klin（2011）的一項研究中，注意到有ASD風險的嬰兒比典型發展嬰兒較少發出子音和子音—母音的組合，且在早期的發聲階段發出較多非語言的聲音。這些差異與第二年出現的自閉症症狀有關。其他可能出現的ASD語言差異是語言錯誤和單字或句子的重音和音調不正確。一些自閉症兒童也會得到兒童期語言動作障礙（childhood apraxia of speech）的診斷，這是一種神經系統疾病，其特徵是在沒有如異常反射或異常肌肉張力等神經肌肉缺陷時，語言所需的動作精準度和一致性欠佳（ASHA, 2007b）。單字本身和單字之間的語音計畫和／或動作排序之核心缺陷，導致語音（例如，使用不正確的音、省略一個音、不正確的發音）、語調和單字與音節的重音錯誤。Shriberg、Paul、Black 與 van Santen（2011）在一項針對46 名會說話且說話內容是可以聽得懂的ASD兒童進行的研究中發現，與典型發展的幼兒相比，他們有語音發展遲緩的比例較高，且有較高的語言錯誤率。有 ASD 的兒童會改變字彙，他們語調的特點是大聲和／或高頻的單字和片語，以及不適當的音節重音。儘管存在這些錯誤，但研究中的兒童期並沒有兒童語言動作障礙的核心特徵。

根據 Mody（2014）的研究，25%的 ASD 患者無法發展出功能性語言。在 Mody 的文獻回顧中，她發現從非口語溝通轉換到以口語方式溝通為主是發生在童年早期，當幼兒發展出對語言行為具有在人與人之間傳遞和接收訊息的價值的覺知之時。對社交世界不太感興趣可能會阻礙兒童體認行動具有可預測的意義。對社交世界不感興趣可能導致孩童過度關注他們正在把玩的物件、沒有意識到或對他人試圖和其進行社交互動缺乏動力，這對社交和口語學習會造成進一步的影響。

有ASD的兒童也會有非典型語言發展。此非典型發展的一個面向是語言

的使用和對語言理解之間的落差。一個為期 17 年、對象為潛在自閉症兒童的追蹤研究顯示，隨著語言能力的發展，其表達能力通常超越接收能力（Pickles, Anderson, & Lord, 2014）。表達能力比接收能力好，這對於 EI 提供者以及其家人而言是難以理解的，因為他們會假定如果孩子會使用某個字彙，表示他／她對字彙的意義是理解的。另一個有時能在 ASD 幼兒身上看到的落差是能夠說出名稱，但不會根據要求來做反應。例如，孩童看到一個物件或一張圖片，能夠自動說出它的名稱，但當被問到「這是什麼？」或者當孩子想要該物品時，卻無法說出那個名稱。此外，有些孩子被問到「這是什麼？」時可以回答出來，但無法自發地使用相同的名稱做出要求。從口語行為的角度來檢視語言功能，可以幫助 EI 提供者判別孩子的優勢和需求。Skinner（1957）使用一個行為架構對語言發展進行分類，確定了六種「口語行為」類型，其中四種與嬰幼兒相關：要求行為（mands）、標示能力（tacts）、語音仿說（echoics）和互動交談（intraverbals）。要求行為是要求，包括藉由用手指出、圖片或單字來要求得到某物。標示能力是命名或說出名稱，例如指向狗並說出「狗」。互動交談是回應他人的話語，例如當他人說話停頓時回答問題或接話（例如，當父母唱歌時等待孩子接唱歌詞的最後一個字）。語音仿說是覆誦他人的話語。

有自閉症的兒童經常重複他們所聽到的單字，包括來自電視節目、廣告和電影的臺詞；這被稱為腳本語言（scripting），有時被認為是模仿言語（echolalia）的一種形式。 模仿言語常見於自閉症患者，意即「用相似的語調重複他人所說過的單字或片語」（Kim, Paul, Tager-Flusberg, & Lord, 2014, p. 242）。模仿言語可能立即或延遲發生，並具有許多功能，包括用作「好」的回答、提供更多的處理時間、作為提出要求、在口語交流時作為輪替，以及用來標示（Prizant, 1983）。模仿言語可能出現在有流暢語言者，也可能是一個人所使用的唯一口語表達。

捲動性回應（scrolling）是另一種在自閉症兒童常見的非典型語言特徵。捲動性回應的特徵是孩子做出一連串的回應，直到他／她做出正確的回應。

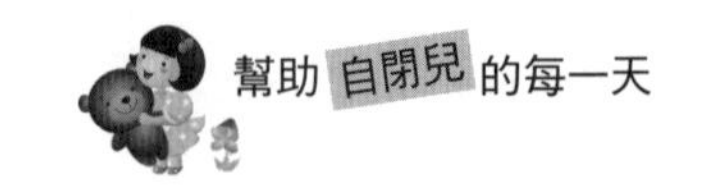

例如，被問到「狗怎麼叫？」的孩子可能開始連帶性地回答：「哞、喵、汪。」通常當孩子搜索正確答案時，其回答是有關聯性的。捲動性回應通常發生在依賴提示的孩子及／或當孩子尚未真正了解在特定情況下需要做出什麼反應時（Sundberg, 2008）。Dylan是一個診斷有ASD的兩歲兒童，正開始出現捲動性回應，亟需他的EI團隊進行合作並解決問題以幫助他做出更適當的反應。Dylan能夠使用手勢，包括伸手去拿或將他人帶往他想要的東西、在兩個選項之間指出他的選擇、用手比劃表示還要「更多」，以及做出歌曲和手指遊戲中的動作。Dylan的家人希望增進他的口語表達能力，因此他的團隊運用了鼓勵聲音和字彙模仿以及幫助他在熟悉的字句和歌曲中接詞的策略。此外，他的團隊也致力於他對簡單的子音—母音字彙，如eat、ball、on等的模仿。過程中使用很有激勵效果的活動和物件，Dylan開始模仿字彙。團隊非常高興Dylan能夠說了，但是在經歷大約五個星期適當的近似單字或詞彙回應之後，Dylan開始出現捲動性回應。當他被期待使用一個單字，而不是讓他選出正確的單字時，他開始捲動性回應出各種字彙和手勢。例如，為了獲得一片餅乾，Dylan會用手比出餅乾，說「去、吃、放上」；重複著一些單字和手勢，然後開始哭泣。在許多的作息中都能夠觀察到他有捲動性的傾向，他和他的家人對此感到挫折與困惑。他的家人對他「失去」技能感到失望。Dylan已經認知到溝通的力量，但是隨著他的技能項目之擴展，除非他知道一個制式化的回應，或有提示讓他模仿，否則他不確定在特定情況下該做或說什麼來得到他想要的東西。當Dylan使用較象徵性的方式表達他的溝通意圖時，重點是放在說，而非透過手勢和詞彙來強化他的意圖。他在各種作息中沒有足夠的練習使用非口語方式解決問題和使用手勢——諸如把東西交給他人以尋求協助、把別人帶往想要的東西或邊說邊指出他想要的東西等等——來建立必要的基礎。當團隊改變處理重心並著重在非口語解決問題和邊說邊使用手勢時，Dylan的捲動性回應就消失了。

EI提供者面臨的挑戰是分析活動和日常作息，以釐清影響互動的是何項技能，並依家庭的優先順序檢視功能性成效。EI提供者與Sanjay及其家人的

經驗說明了治療ASD幼兒時經常遇到的情況。Sanjay兩歲，在開始接受EI服務時還無法使用任何單字或手勢。他在進行自我刺激行為，如搖晃身體和轉圈圈時會發出聲音。在第一次課程間，Sanjay的父母表達了他們的優先考量：他們希望Sanjay開口說話。EI提供者解釋了諸如共同注意力和手勢等基礎技能對學習說話的重要性，這讓Sanjay的父母感到困惑——他們不明白為什麼EI提供者還不開始教他們聰明的兒子如何說話。在課程持續進行的過程中，EI提供者能夠幫助Sanjay的父母了解增進眼神接觸、注意力、社交互動、解決問題和模仿是建立學習說話的基礎，如此Sanjay才能夠功能性地使用手勢和字彙。EI提供者幫助Sanjay的父母學習如何在日常作息中先使用語言前期技巧，接著藉由對話來幫助Sanjay理解他能夠如何影響他人的行動。

當兒童是無口語或只有極少口語時，通常會引入擴大與替代性溝通模式。圖片兌換溝通系統（PECS; Bondy & Frost, 1994）是一個教導尚無法有效進行口語溝通幼兒的一種常用做法。PECS的做法有特定的程序，並非等同於使用圖片來提供選擇，儘管後者用在無法穩定以口語要求的兒童身上時也是一種有效的策略。其他擴大與替代性溝通選項包括手語、電子平板應用程式和語音溝通裝置。有時，當孩子過渡到諸如幼兒園或學齡前課程等新環境時，會需要擴大與替代性溝通模式。當Misael開始上一個兩歲兒童的學前班時就發生了這種情況。他在家裡能夠和父母說單字、片語和句子，但他在其他環境中的溝通能力卻很有限。在學前班，他不會跟同儕說話、不會在遊戲或點心時間提出要求，也不會在圓圈時間中說出同學的名字，儘管Misael的父母知道他知道同學的名字。有時候Misael說出的片語與當下發生的事情無關，而且當問他問題時，他經常會重複問題而不是回答。在某些作息中，例如在完成拼圖時，他能說出相關的話語，雖然不是直接對著其他人說。例如，在完成動物拼圖時，他經常會說：「一頭牛哞哞叫；一隻豬哼哼叫。」但他並沒有看著身邊的人。Misael的團隊在他開始上學前班不久後進行了合作，並針對如何使用擴大與替代性溝通模式來幫助Misael增加與同儕和老師的互動集思廣益。他們平息了Misael的父母對於使用這些策略可能導致他無法說話的擔憂，並與他們討論了輔助性溝通的短期和長期效用。Misael 開始在點心時間使用圖片提出要求以及拿著同學的照片參與圓圈時間，幾週以後他就不再需要使用它們了。在治療期間，Misael的EI提供者聚焦在同儕互動上，Misael的技能有很大的進步。

EI 提供者通常使用發展參考架構來決定下一個目標技能。這在許多情況下效果很好；然而，由於 ASD 的複雜性，有時在要進入一個技能的下一步時，可能會發現孩子在一個相關領域的發展落差。例如，很多時候當孩子具有超過 20 個左右的表達字彙時，服務提供者會開始以學習片語為目標。然而在某些時候，如果孩子無法使用單一字彙來表達各種功能，或如果單字往往是模仿而非自發出現的，那麼孩子可能還沒有準備好擴大他／她的話語長度。Clarence 是一名 25 個月大、有自閉症潛在徵兆的孩子，Clarence 的 EI 提供者設計了一塊圖板，在其左側有一張代表「我要」的圖片，右側則有四個選項的標示：「看電視」、「喝飲料」、「吃東西」和「搔癢」。因為 Clarence 還無法結合字彙，他的家人和治療師開始幫助他一次使用一個字。隨著時間，使用圖板的時機漸漸減少；然而，Clarence 使用「我要」作為每次要求的起頭，但卻無法具體說明他想要什麼。此外，他開始不恰當地將「我要」作為發言的開頭。他已經理解了將字彙組合在一起的目標，但是他的片語不具功能。

EI 提供者可以幫助家庭和其他照顧者對孩子的**社交溝通**和功能性語言產生重大影響。藉由將策略融入日常作息中，可以促進下列技能：注視他人的眼睛；模仿手勢、聲音和字彙；使用手勢來達到各種功能；使用字彙來達到各種功能；以及使用手勢和／或字彙參與多重交流。這些技能大致上是依著發展的順序出現，且可被視為是**社交溝通**的發展里程碑。

注視他人眼睛

背景資料：眼神接觸支持許多早期社交溝通技能的發展，包括共同注意力，

並且是建立社交溝通基礎時的首要技能之一（Zhou et al., 2012）。當嬰兒由乳房或奶瓶吸奶以及當有人對他說話時會出現眼神接觸，且眼神接觸是引起微笑和面部辨識的刺激（Beier & Spelke, 2012）。社交性微笑通常會在家庭中熟悉、有趣的日常作息中共享。這些有趣的作息包括躲貓貓、搔癢和追逐遊戲。它們會使用到家庭學到的或創造的熟悉、重複性和可預測的動作與字彙。

與自閉症兒童的相關性：ASD 患者通常較少出現眼神接觸。後來被診斷出有自閉症的嬰兒，其注視他人眼睛的頻率在 2 至 6 個月之間有下降趨勢，此狀況不存在於典型發展中（Jones & Klin, 2013）。許多有自閉症的孩子在溝通時並不總是注視著他人，這會影響他們從說話者身上接收重要的非口語訊息的能力，同時也可能影響說話者的互動動機。對於有 ASD 的幼兒，玩感覺社交遊戲是激發眼神接觸的有效方式，因為這些作息可讓有 ASD 的兒童學到眼神接觸會產生愉悅和有意義的事物。

如何融入日常作息中：以下是可以在兒童日常作息中練習眼神接觸的建議。

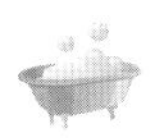

洗澡時間／穿衣和換尿布

用毛巾、乾淨的尿布或孩子的衣服玩躲貓貓。運用孩子喜歡的可預測的語言和感覺社交遊戲，例如在幫孩子穿衣時，將他／她安置在能夠輕易看到你的臉的位置，說：「我要把你的肚子……」

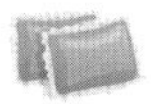

就寢時間

在將孩子放進搖籃或蓋被等熟悉的就寢作息過程中間暫停，等待眼神接觸，然後微笑並給孩子一個晚安吻。

閱讀時間

將孩子安置在他／她可以輕易地看著你的位置。很多時候，閱讀是讓孩子坐在閱讀者腿上進行的；然而其他位置，例如孩子坐在沙發上、閱讀者坐在地板上更有利於促進眼神接觸。當說到圖片或唸讀書本時，使用孩子喜歡的、可預測的字彙和聲音來建立一個模式。當孩子對此作息更加熟悉之後，可以暫停一下，使用期待性的音調，讓孩子看著你並期待下一個聲音或單字。從一至兩次停頓開始，隨著孩子眼神接觸能力進步而將次數增加。

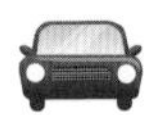 社區外出

好玩地追逐一個能夠安全地跑步或快步行走的孩子，說：「我要去抓你了！」當在公園裡坐在野餐墊上時，可以玩搔癢或彈跳遊戲，期間可以暫停，以引起眼神接觸。當孩子在推車或嬰兒車中時，玩「走走停停」的遊戲，使用可以獲得微笑和期待的字彙。當在得來速或排隊等待時，可以玩躲貓貓讓孩子參與。在雜貨店時，可先把物品拿近你的臉並談論它們，之後再將它們放進購物車。

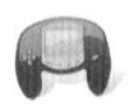 遊戲時間

運用孩子喜歡的歌曲、歌謠和手語遊戲，例如躲貓貓和拍手互動遊戲。讓孩子坐在箱子或洗衣籃裡，並唱「划！划！划小船！」

注視他人眼睛的要點與提示

要知道孩子的感覺偏好，以確保互動是有趣的（見第六章）。

從在日常作息中將眼神接觸作為目標開始，直到孩子能持續表現出眼神接觸為止，要盡可能限制干擾來源，並將自己和孩子安排在孩子能夠輕易注視你眼睛的位置。

在所有作息中使用重複的動作和語言以促進孩子對作息的理解，同時設計出可以執行暫停策略以引起眼神接觸的情境。一旦孩子理解了作息常規，一個意料之外的暫停通常會導致孩子看向那人，以查看為什麼該出

現的話語或動作沒有出現。這項技巧可以融入到任何作息中，例如當把食物拿給孩子時、哼唱一首熟悉的歌曲時、閱讀一本熟悉的書時，或是朗誦一首熟悉的手指遊戲歌詞或歌謠時。此外，在互動過程中使用不同的語調、豐富的情感，以及諸如「哇」和「呃喔」等表達，也可能有助於引起眼神接觸。

當孩子從事重複性活動且其中有多個項目（例如，吃小餅乾、玩拼圖和積木、將物品放進容器中）時，可控制孩子所需的物件，一開始可以一次拿一個給孩子。在幾個「不勞而獲」之後暫停一下，孩子就會看著你像是在說：「下一個呢？」一旦孩子理解了對他們的期待，他／她就會用看來表示需求。

將眼神接觸作為**社交溝通**技巧的目標是很重要的，如此孩子就能夠學到注視某人的眼睛會有正向的後果，例如獲得某個物件或訊息。跟孩子說「看著我的眼睛」或「看著我」時，是以遵循指示為目標，而非引發在適當時機出現自發性視覺接觸。

當聽到叫自己名字時會轉向並注視著發話者，與注視他人的眼睛相關。可以藉由把孩子想要的物品交給他們時以及當給予正向誇獎時喊他們的名字，來達成教導孩子在被喊到名字時會轉頭過去。如果孩子能夠理解和他／她喜歡的活動相關的語言（例如，「外出時間到囉」、「我們說再見」），可在使用熟悉的片語之前先喊他／她的名字，這樣孩子就會將被喊到名字時轉頭與正向的後果連結在一起。在某些情況下，特別是當孩子有困難行為時，孩子可能會處在不易轉向喊他／她名字者的情況下聽到自己的名字。例如在團隊會議期間，EI 提供者協助 Bobbie 的父母和幼兒園老師意識到，他們較常是在說諸如「Bobbie，下來」、「Bobbie，不要那樣」以及「Bobbie，把東西從嘴巴裡拿出來」的話時喊 Bobbie 的名字，而較少是在給 Bobbie 正向誇獎，如「很專心聽喔」時常提到他的名字。

一旦孩子能持續做出眼神接觸以後，看向他人指向的位置是一項有利的目標技巧。這項重要的社交溝通技巧是RJA的一個組成要素。要教孩子跟隨手指的方向，可從坐或站在一個裝有喜愛點心的碗附近開始，這些點心在孩子的視線範圍內，但在其可觸及的範圍之外。當你指向點心時，用興奮的語調說：「你看！」如果孩子沒有看，可拍和／或搖晃碗以幫助吸引孩子的注意力。一旦孩子看著碗，立即給他／她一個點心。重複這個過程並逐漸消退敲或搖晃碗的提示。此外，當孩子獲得跟隨他人所指的看向一個近處的物件的技能後，可移到離碗較遠的位置，使得手指和目標物之間的距離增加。可藉由指向不同距離以外的各種孩子有興趣和喜愛的物件，來概化孩子的這項技能。

關於監控進展的建議：記錄孩子在特定的作息中，每三分鐘注視他人眼睛的次數和／或在固定的機會中孩子聽到喊自己的名字時轉過去並注視著發話者眼睛的次數。

模仿手勢、聲音和字彙

背景資料：模仿手勢、聲音和字彙是社交和認知發展的重要組成要素。兒童開始在家庭作息中模仿手勢，例如揮手打招呼、說再見和送飛吻；跟著歌謠和歌曲如「做蛋糕」、「小蜜蜂」和「火車快飛」等做出動作；以及在玩假裝遊戲活動，如把手舉到耳邊假裝說電話時。聲音的模仿開始於發聲遊戲，之後進展到模仿環境和動物的聲音，然後是字彙。

與自閉症兒童的相關性：ASD 患者的模仿頻率和準確度從嬰兒時期就較低，並且在整個生命週期中持續顯現出障礙。當模仿需要複製行動和目標，且對於最終產出結果或所用材料的功能不了解時，困難就更加顯著（Vivanti & Hamilton, 2014）。有ASD的兒童，無論是否會說話，都不會自然運用模仿活動的手勢／姿勢來幫助他們學習解決使用自己肢體的問題。例如包括輕推他人將其從面前移開、把東西拿給他人尋求協助、穿衣時伸出手或腳，以及回

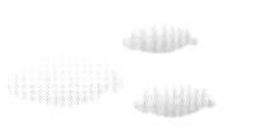

應所需的答案是一個動作的問題，諸如「我該怎麼做？」這些手勢／姿勢可以幫助孩子知道溝通的力量，並為更抽象的手勢使用奠定基礎。可以示範並作為模仿目標的手勢／姿勢包括：來、我要、輪到我了、點頭和搖頭。

如何融入日常作息中：以下是可融入兒童日常作息中的練習手勢、聲音和字彙的建議。

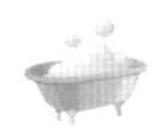

洗澡時間

示範諸如潑水和吹肥皂泡沫等動作。在玩洗澡玩具時，示範讓魚游泳、模擬船發出「嗶—嗶—嗶—嗶」的聲音，以及鴨子發出「呱—呱」聲等。在將玩具放進和拿出浴缸時，揮手對玩具說「嗨」或「再見」。結束洗澡時間時，邊說邊比出「都完成了」的手勢，如果孩子並未開口說或模仿手勢，可以協助孩子模仿手勢。

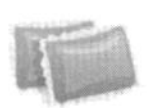

就寢時間

拍拍孩子的填充動物玩偶並對它們說「晚安」；幫助孩子做相同的動作。將手指放在嘴唇上，並向孩子說「噓」或「晚安」。一旦孩子會模仿了，就示範對填充動物玩偶說晚安。

閱讀時間

使用手勢來表示圖片中的動作和概念。例如，使用手勢來表示上、下、大、轉圈圈、睡覺、吃東西和跳躍。假裝從生日派對的圖片中拿出一個杯子蛋糕並且「吃」蛋糕，或在有熱食的圖片上吹氣，然後鼓勵孩子：「換你了！你也這麼做！」示範發出和圖片相關的聲音或說出字彙，像是對著食物的圖片發出吃東西的聲音或說「吃」。

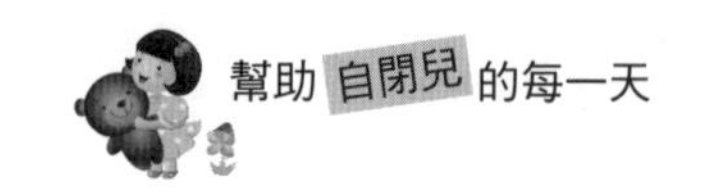

社區外出

在公園時，重複將玩具車、球或石頭放在溜滑梯上，並在當物品滾下去時示範說：「耶！」，將物品交給孩子，如果有需要，可幫助他／她將玩具放在溜滑梯上。當接近雜貨店、圖書館或郵局的自動門時，說「開門」，並示範開門的手勢。如果孩子沒有說出那個字，可協助他／她做出手勢。

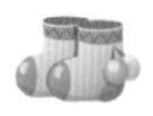

換尿布和穿衣

幫孩子脫掉上衣時，說：「這麼大！」同時示範雙臂高舉，並幫助孩子模仿舉高手臂。換完尿布後，伸出你的雙手說：「起來。」如果孩子沒有來碰你的手，輕拍他／她的手並將你的手放在靠近孩子的手的位置希望他／她會去抓它們。隨著時間，將你的雙手移得更遠，這樣孩子需要將手臂伸得越來越遠，直到讓孩子來碰到你的手，以表示要「起來」的手勢。

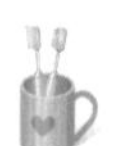

盥洗和梳妝

刷牙、梳頭髮、洗手和洗臉提供了許多模仿的機會，因為使用的物件有助於提示孩子活動的目的以及所需的動作。在說出重要的關鍵詞，例如「刷一刷一刷」或「擦一擦一擦」時示範所需的動作。

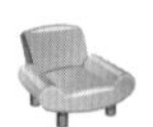

家事活動

告訴孩子你將要做什麼，並示範任何適合的、相對應的環境聲音、動作和字彙。例如當準備使用吸塵器時，對孩子說：「要吸地板囉！」在啟動吸塵器之前發出吸塵器的嗡嗡聲，並假裝前後推動吸塵器。

用餐／點心時間

做出有趣的表情，例如伸出舌頭或舔舔嘴唇。使用聲音和文字來描述食

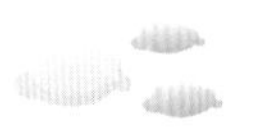

物，如「嗯」、「好吃」、「燙」或「吃」。在準備餐點和飯後整理時，給孩子機會模仿攪拌、撕生菜、沖洗塑膠餐盤、擦兒童餐椅的托盤或餐桌的機會。示範活動所需的動作和相對應的字彙。

遊戲時間

示範動作及相對應的聲音和字彙，例如搖晃、推、飛、敲打、填充、傾倒和掃，從兒童已有的遊戲和動作項目中的行動開始，然後再進展到新的動作。例子包括滾動玩具汽車並說「轟隆」或「嗶—嗶」、將小毯子或毛巾蓋在填充動物玩偶身上，並將手指放在嘴唇上說「噓，晚安」，以及敲著牆壁說：「叩！叩！」當發生一些意想不到的事情，例如當積木塔倒塌或球滾到沙發後面時，說：「喔，天呀。」隨著時間，許多孩子會開始重複這句話。同樣地，當一個孩子成功地拼起一片拼圖或將小毛球投進瓶子裡時，歡呼：「哇喔！」許多孩子會模仿語調或聲音。當孩子的模仿和遊戲技巧進步之後，可將新的聲音和字彙融入到更進階的遊戲計畫中，例如假裝帶著錢包或背包前往商店、去上班或上學。如果難以讓孩子參與模擬行為和字彙的遊戲（例如，如果在接近孩子時他／她會走開），可先從一段距離之外觀察孩子，偶爾口述孩子正在做的事情並模仿孩子的聲音和行動。接著逐漸靠近，一旦孩子能夠忍受接近，可模仿孩了的動作和聲音。當孩子能夠接受模仿者在身旁時，可偶爾模仿孩子及／或把與遊戲相關的物品遞給他／她以獲得孩子的信任。逐漸增加互動的頻率，當接受狀況良好時，即可開始將模仿作為目標。

模仿手勢、聲音和字彙的要點與提示

在所有生活作息中與孩子互動時，可使用手勢來增強口語。好玩地將行動誇張化，如跑步、走路和行進，以及感覺，如感到很冷（即顫抖著說「吱」）。

說話時邊使用手勢以製造出模仿動作、聲音和／或字彙的機會。有些有

ASD 的兒童模仿言語比模仿手勢容易，而有些兒童則是模仿手勢比模仿言語容易，這取決於他們的能力和需求，以及他們的發展程度。當開始針對手勢、聲音和／或字彙的模仿時，需留意孩子是否顯示出比較能夠模仿手勢或言語的趨勢，以便能夠依照從簡單的進階到較複雜的要求原則來擬定策略。

對於初期的學習者，需使用一致的動作和簡化的語言（例如，「該洗手了」，而非「我們到浴室去然後你要洗手」），以增加對語言的理解並讓示範更容易模仿。

建立一組可以融入作息中的歌曲、歌謠和手指遊戲，使活動變得有趣、可預測也更容易模仿（例如，可以唱「我們是這樣洗手的」和「我們是這樣穿鞋的」）。

示範手勢，像是在作息中做出表示「都完成了」的手勢（例如，當孩子吃完飯或點心時、當更換完孩子的尿布時、當擦拭完孩子的鼻子時）。

起初，許多兒童都需要肢體上的協助才能模仿手勢。有些兒童比較能夠接受輔助手在他手的下方，而非在他手的上方。此外，使用肢體提示來協助模仿時，通常需要系統性地消退輔助。舉例來說，如果幫助孩子比出打開的手勢，首先幫助孩子做出完整的手勢。一段時間後，可將孩子的手合在一起，然後等待孩子將手分開。當孩子能夠獨自將他／她的手分開時，握著他／她的手並等待，看孩子是否會將他／她的手合在一起。如果孩子能做到，在幾次成功後可以暫停，以查看孩子是否能夠完成動作。如果不能，則提供所需的最少協助。

可運用較興奮、嘻鬧及孩子覺得有趣的活動來促進孩子模仿的注意力和動機。

如果情況允許，可讓其他兒童或大人示範，以便孩子看到其他人如何模仿目標手勢、聲音或字彙。

遵循模仿技巧的發展軌跡將有助於選擇適合兒童能力程度的任務，以確保目標適當。例如，如果孩子還無法模仿聲音和字彙，就不應以模仿兩個字的片語作為目標。

在示範新手勢時，應運用重複和放慢動作的技巧，以讓孩子有足夠的時間處理。

在同時鼓勵手勢使用和口頭表達時，有時很難辨別孩子是在模仿行為還是遵循口頭指示。例如，Sarah 的母親在拍手時說「拍手」，然後 Sarah 跟著拍手。EI 提供者不確定 Sarah 是在回應母親的指示還是在模仿母親拍手的動作。為了確認這一點，EI 提供者建議 Sarah 的母親先不說話，只拍手，Sarah 沒有反應。之後 Sarah 的母親說「拍手」，然後 Sarah 拍手；他們就知道 Sarah 是在遵循指示而不是在模仿。

關於監控進展的建議：列出孩子在特定作息中模仿的手勢、聲音或字彙清單，及／或模仿增加了作息參與的方式有哪些。

使用手勢以達到各種功能

背景資料：兒童使用各種手勢來達成各種目的，包括反對、要求行動、要求物件、尋求關注、玩社交遊戲、發表意見、要求訊息以及表達情感和想法（Crais et al., 2004）。在典型的發展中，手勢在言語之前開始發展；然而，在整個生命週期中，手勢持續用於加強口語交流（Goldin-Meadow & Alibali, 2013）。幼兒在一歲後期到兩歲期間，會將在互動作息中所學到的手勢概化到新的情境。例如，孩子可能看到戶外的一隻蜘蛛，而看向父母，並將他／她的手併在一起變成蜘蛛的形狀，就像他們唱〈小小蜘蛛〉（*The Itsy Bitsy Spider*）的時候一樣。在這個年紀，孩子們也會使用如搖頭表示「不」、點頭表示「好」等示意，以及諸如當坐在父母膝上時上下彈跳以表示想要被彈跳（Goodwyn, Acredolo, & Brown, 2000）。

與自閉症兒童的相關性：與典型發展和有其他發展障礙的嬰兒相比，有自閉症的嬰兒較少使用手勢，使用的手勢類型也比較少（Colgan et al., 2006; Mitchell et al., 2006; Watson et al., 2013）。根據 Goodwyn 等人（2000）的說法，鼓勵幼兒使用手勢可能會導向更快速的語言發展。在治療 ASD 和相關障礙嬰幼兒方面，促進在日常作息中手勢的使用已產生了正向的結果，因為許多幼兒透過這些活動而理解了溝通的力量。

如何融入日常作息中：以下是可在兒童日常作息中練習使用手勢以達到各種功能的建議。

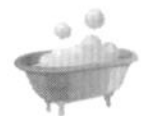

洗澡時間

張開你的雙手，以鼓勵孩子舉起他／她的手以便讓人協助他們進出浴缸。當孩子持續舉著手時，先不要伸出手，並等待看孩子舉起手是否表示他／她準備好要進／出浴缸了。如果孩子沒有舉起手臂，可問他／她：「你要出來了嗎？」如果孩子沒有做出手勢，可再次給出張開雙手的視覺提示。可拿出兩個洗澡玩具，並詢問孩子想要哪一個，來促進以伸手及物／用手去指的方式表達要求。

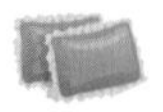

就寢時間

使用和洗澡時間相同的策略，來教導孩子如何以伸手表示需要協助進出嬰兒床或床鋪。

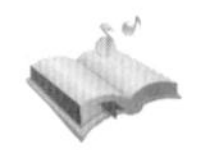

閱讀時間

拿出兩本書，讓孩子以伸手或用手指的方式做選擇。請孩子做出書中的動作給你看，例如車輪轉動、兔子跳躍或松鼠爬樹等。如果必要的話可以進行示範，並隨著時間逐漸消退示範。

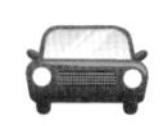 社區外出

在把孩子放入他／她的安全座椅前暫停一下，等待孩子舉起他／她的手臂以讓人抱起。在商店裡，可拿起物品讓孩子選擇，如青蘋果或紅蘋果。

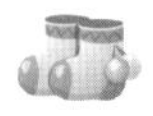 穿衣和換尿布

可使用「洗澡時間」所討論的策略來鼓勵孩子舉起手以得到上／下換尿布檯的協助。幫孩子穿衣時，可好玩地將襪子套在孩子的手上並等待回應。如果孩子沒有反應，就說：「那不是穿在手上的！它應該穿在哪？」如果孩子沒有移動腳或指向腳，可以碰一下他／她的腳。假裝穿上孩子的衣服並好玩地說：「不，那不是我的。這是誰的衣服？」來鼓勵孩子用手勢表示所有權，例如試圖穿上衣物或指向他／她自己。

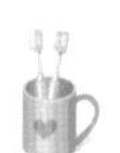 盥洗和梳妝

對於已建立的作息常規，可詢問孩子：「我們接下來要做什麼？」例如，在拿著孩子的牙刷時，問：「現在你要做什麼？」以鼓勵孩子向你做出接下來要刷牙的手勢。

用餐／點心時間

將孩子想要的食物放在不可觸及的位置，這樣孩子就需要拉著你去拿取它們，及／或以伸出手或用手去指的方式讓你知道他／她想要什麼。給孩子少量的食物和飲料，這樣孩子就需要把盤子或杯子遞過來或是用手去指來要求更多。

遊戲時間

將一些孩子喜歡的玩具放在不可觸及的位置以鼓勵孩子伸出手或用手去

指來做出要求。可將手勢併入假想遊戲中，例如代表睡覺、吃東西和喝東西的手勢。

使用手勢以達到各種功能的要點與提示

將物品交給他人以要求得到協助是一個有用的早期手勢目標。許多父母提到他們的孩子是獨立且從不尋求協助的，但在作者的經驗中，這通常是因為孩子不曉得要如何尋求協助。使用的溝通誘因包括吹泡泡幾次然後將泡泡水的蓋子緊緊蓋上、將點心放在透明容器中，以及將小玩具上好發條；將這些物品放在孩子面前，讓他可以遞出物品來要求協助、更多或打開。如果孩子沒有拿起物品並遞過來，你可以伸出手並詢問：「你想要____嗎？」有些孩子可能需要另一個人坐或站在他們身後來幫助他們遞出物品。這種協助需要迅速地消退，否則孩子可能無法獨立。

對於會用尖叫、哭泣、打或咬人以獲得注意力的兒童，教他們使用手勢替代可以顯著減少不適當的行為。一項教孩子如何適當獲得關注的有用策略是幫助孩子去輕拍父母的手臂或腿部，而當孩子碰觸到父母時，父母要高興地用誇張的方式說：「嗨！」或期待地說：「什麼事？」如果父母假裝睡著或假裝正在閱讀，就可以在短時間內重複進行多次的練習。這項技巧後續還能夠在各種環境和情況下加以練習並概化。也可以教導其他引起關注的手勢，例如揮手、擊掌或互碰拳頭。例如，Jonah 每天在幼兒園都會咬他的同學，並且已經確定他這麼做是一種與人互動的方式。他的同學已開始會在 Jonah 走近時離開，因為他們不想被咬傷。Jonah 的 EI 提供者教他接近同學並和他們擊掌，她同時也幫助 Jonah 的同學們回應他的手勢。Jonah 知道他得到了關注，而同學們也發現當他們和 Jonah 擊掌時他不會咬人。幾個星期後，Jonah 的咬人行為便消失了。

「打開」是另一個功能性手勢的早期目標。開始時可藉由拉著孩子的手做出手勢以提供肢體協助，但需盡早消退。幫助孩子在各種情況下使用這個手勢，例如要求打開門、容器和書本。

教孩子伸出手和用手去指來表達要求，開啟了更多溝通之門，並對調節有很大的幫助。有些孩子過度概化了他們學到的第一個手勢，而這個手勢變成了表達「我要」的通用方式，這可能為孩子與他人帶來挫折感。例如，Tara 學會用手勢表示「打開」，並知道當她走到門邊、當她遞給母親一些糖果，和當她遞出泡泡水罐子時，她的需求能夠得到滿足。當她開始在指著架上她的杯子，以及把玩具交給母親尋求協助時說「打開」，她的母親和她的EI提供者意識到，對Tara而言，打開意味著她的需求將得到滿足。由於這種過度概化經常發生，因此強烈建議在教導「還要」或「打開」的手勢之前，先以用伸手／用手去指來表達要求為目標。如圖 8.1a 和 8.1b 所示，坐在兒童餐椅或安全座椅上時，是教導孩子伸手做出要求的能力的最佳地點，例如吃點心的時間。首先給孩子一小塊點心，當孩子吃完那塊點心後，將你的手移開一點。一旦孩子伸出手，就給他／她一小塊點心。逐漸將距離拉遠，一旦孩子伸出手，立即將點心拿向孩子的手以讓他抓住。在一開始的階段，時間點的掌握是很關鍵的，因為孩子一旦伸出手，就必須讓他／她得到食物。當你逐漸向後移動時，如果孩子不能輕易觸及，可移近一點直到孩子能觸及，並在給予他／她之後，再次開始拉遠距離的程序。許多孩子在很短的時間內就學會了在一段距離範圍外伸手做出要求。一旦孩子坐在兒童餐椅，或其他無法自行移動來抓取物品的地點能夠伸出手之後，就可以在不受侷限的環境中進行練習（見圖 8.1c 至 8.1e）。一項使用牆壁上電燈開關的類似方法對於喜歡開／關燈的兒童也很有效，如圖 8.1f 至 8.1h 所示。將孩子抱到電燈開關旁，讓他／她開／關電燈。接著離開開關一小段距離，當孩子伸手想要按開關時，再迅速移往開關，讓孩子能夠順利達成。逐漸將距離拉得越來越遠，一旦孩子的手伸向開關，即快速移動到電燈開關旁。當開始教導此技能時，安排能確保在短時間內可有多次重複練習的情境，

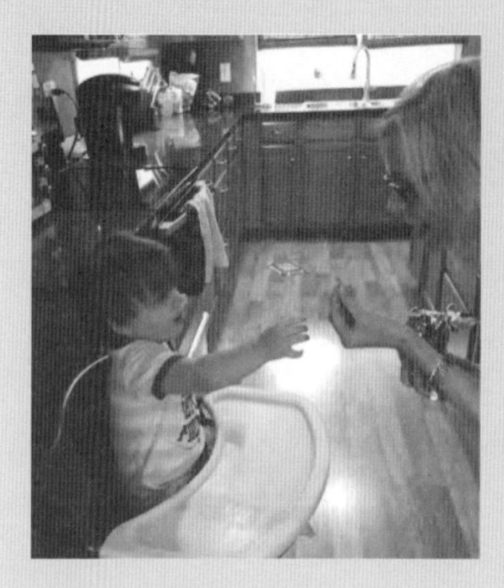

圖 8.1a

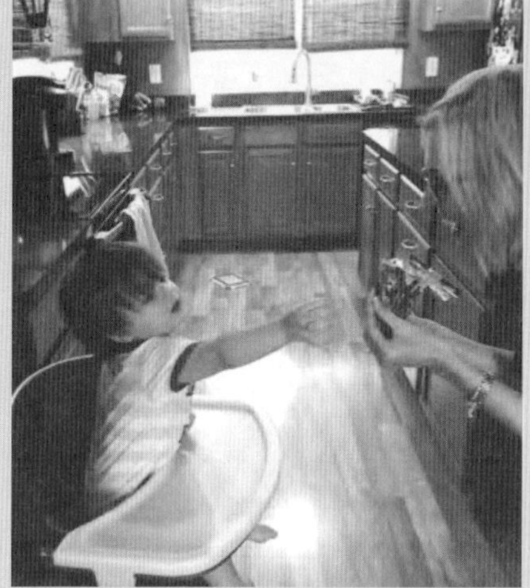

圖 8.1b

圖 8.1　這些圖片描繪了教導孩子用伸手與用手去指做出要求的策略。圖 8.1a 和 8.1b 顯示孩子坐在兒童餐椅上，伸手要求吃點心。大多數兒童在初始階段需要被保持或侷限在兒童餐椅或安全座椅上，以防止他們自行去抓取想要的物件。在圖 8.1a 中，EI 提供者正在示範如何在孩子附近拿著一塊食物，一旦孩子伸出手就把食物給他，這樣孩子就會開始將伸出手與溝通他想要得到他看到的東西連結起來。在圖 8.1b 中，EI 提供者示範如何在離開孩子一小段距離的地方展示食物。一旦孩子伸出手臂，她就向他移動並把食物給他。圖 8.1c 顯示孩子的母親與孩子一起練習。他伸出手來表示他想要吃點心，一旦他這麼做了，母親就給他一塊。圖 8.1d 顯示孩子已經學會用食指去指，隔著一小段距離進行溝通。在圖 8.1e 中，孩子指向房間的遠處表示他還想要一塊點心。圖 8.1f 至 8.1h 中展示了類似的方法使用牆上的電燈開關，教孩子以伸手或用手去指來做出要求。孩子的母親把他抱到電燈開關旁，允許他開／關電燈數次。之後母親離開電燈開關一小段距離，一旦孩子伸出手臂，她就把他抱到開關旁讓他可以開／關電燈。母親重複了幾次，每次都往後多退一點距離，直到孩子能夠用手去指來表示他想要按開關。

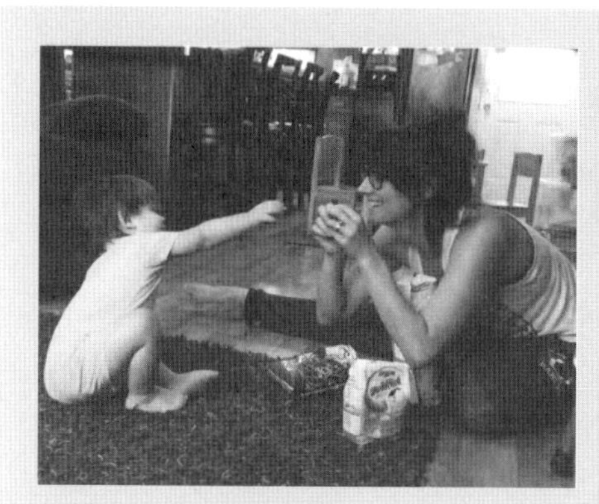

圖 8.1c

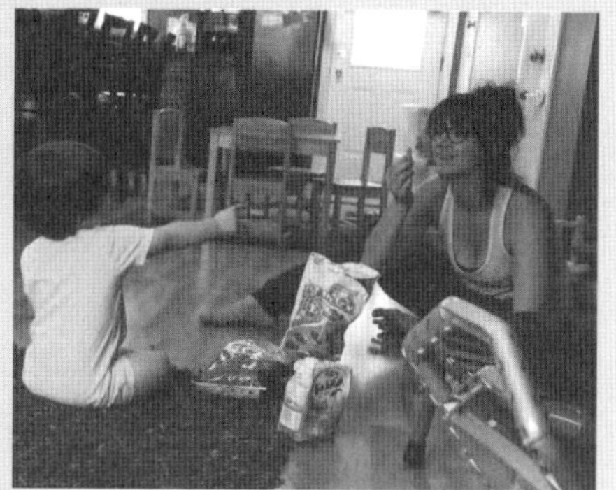

圖 8.1d

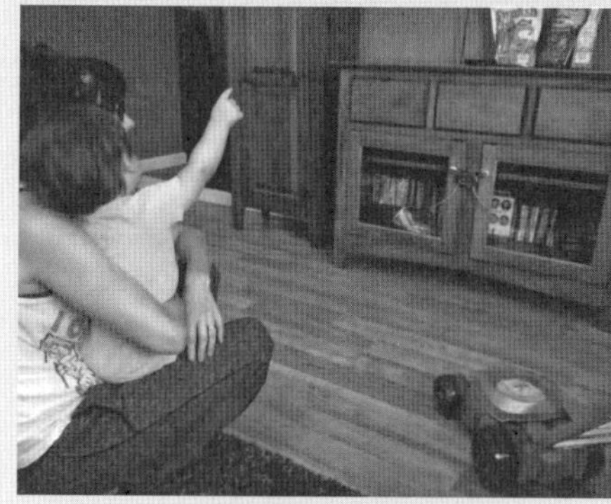
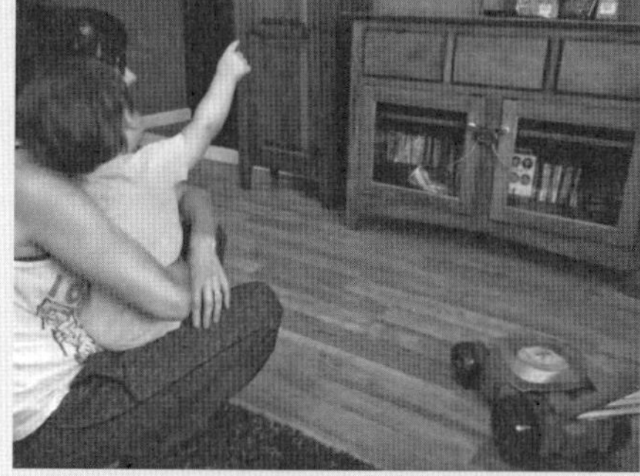

圖 8.1e

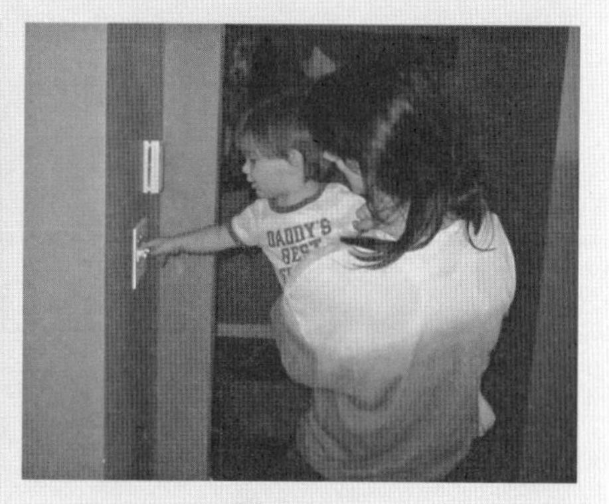

圖 8.1f

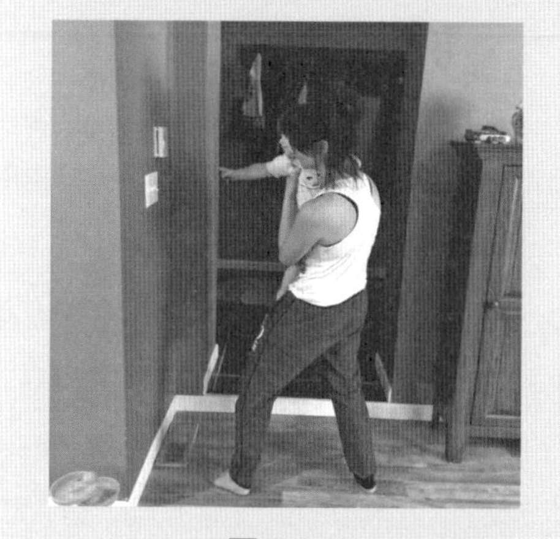

圖 8.1g

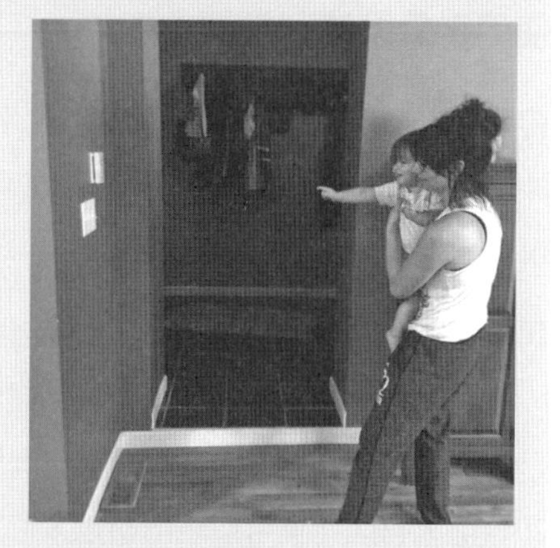

圖 8.1h

例如使用電燈開關和給予零食。接著可以從其他日常作息中找到練習的機會，例如將孩子想要的物品（如他／她的奶瓶、杯子和玩具）交給他／她時。

確保孩子能夠將手勢用在不同的人、地方和物件上是非常重要的。例如，鼓勵孩子對要去上班的父親、對路過的狗和在公園裡玩耍的表弟揮手說「再見」。在作者的經驗中，如果沒有在各種功能情境中練習使用手勢，孩子可能會在學會別種方式之前就停止使用手勢溝通。

分析孩子在什麼條件下會使用手勢以及擴展使用手勢的場合是很重要的。例如，孩子可能會藉由用手去指來回答問題，但無法自發地將某物拿給他人看。同樣地，孩子可能會藉由用手去指來要求，但不會回答問題。有些孩子在熟悉的作息中會使用手勢，例如當唱歌時，但無法將手勢概化到其他情境以展示、要求或回答問題。

關於監控進展的建議：依照功能列出孩子使用的手勢（見表 8.1）、孩子做出手勢所需要的提示程度，和／或手勢如何讓孩子能夠參與特定的作息等清單。

使用字彙以達到各種功能

背景資料：與手勢一樣，字彙也會用於各種目的：反對、要求關注、要求物件、要求行動、表達意見、回答問題和提問。兒童從近似字開始，然後使用單字，進而使用字彙組合。

與自閉症兒童的相關性：在自閉症患者中存在著各式各樣的口語能力。有些人沒有口語，而有些人則有廣泛的語彙；然而，語言的功能性使用（語用學）是 ASD 患者的共同挑戰（Miniscalco, Rudling, Råstam, Gillberg, & Johnels, 2014）。有些兒童可以說出顏色、形狀和數字，但無法使用文字互動。有 ASD 的兒童在特定情境下通常會遇到使用字彙的困難。例如，一個孩子可能具備

許多單字和片語的語彙能力，但可能無法使用這些字彙來做出要求或回答問題，即使在示範之後也無法跟著模仿。這通常會使得孩子和其照顧者感到挫折。父母經常表示：「我知道他會說。」而在孩子還沒有學會如何使用語言來達到不同的功能時，父母可能會認為孩子很頑固。

如何融入日常作息中：以下是可以在兒童日常作息中練習使用字彙以達到各種功能的建議。

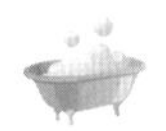

洗澡時間

為了促進提出要求的技能，可安排情境，把孩子洗澡時想要的物件放在他／她的可及範圍之外。針對提出要求和表達意見來改變示範的字彙（例如，當孩子想要鴨子玩具時，說：「你想要鴨子。說『鴨子』。」而在孩子拿到鴨子之後，說：「你拿到鴨子了。說『鴨子』。」）。

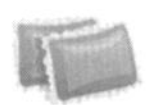

就寢時間

安排情境以鼓勵孩子使用各種字彙，例如要求架子上的填充動物玩偶、要求被抱起、說出要閱讀的書，以及選擇他／她想要穿的睡衣。

閱讀時間

讓孩子選擇要閱讀的書籍。針對一些圖片示範表達看法，也可針對其他圖片以符合孩子語言理解能力的方式提出問題。例如針對名詞的使用，可以問「那是什麼？」和「那是誰？」作為開始，當熟練之後，將問題進展為「他在做什麼？」來針對行動提問。對於能夠回答這類問題的孩子，可詢問物件的功能，例如「告訴我什麼是可以吃的東西」。

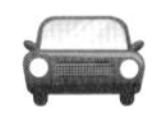

社區外出

製造機會讓孩子能夠做出要求，例如說「上去」以進入車內、說「出去」

以離開購物推車、說「還要」讓人再推一次鞦韆，或說「跳」以獲得協助來跳過人行道上的裂縫。當在社區環境進行探索時，可說說你所看到的事物。當孩子的語言技能有所進步時，可詢問他／她看到了什麼。

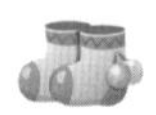 穿衣和換尿布

讓孩子選擇換尿布的地點和穿什麼衣服。對衣服的顏色和衣服上的動物或物件做出評論，對於能夠回答問題的孩子，可問諸如「我們要幫你在腳上穿什麼？」或「我們接下來要穿什麼？」等問題。

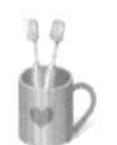 盥洗和梳妝

在幫孩子梳頭或刷牙時，唱一首歌並中途暫停以讓孩子接著唱，例如「這就是我們幫你梳頭／刷牙的方式」。如果孩子知道接下來的歌詞時，問：「接下來呢？」

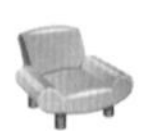 家事活動

詢問孩子他／她是否想要協助家事活動，如幫植物澆水或沖洗碗盤。當孩子幫忙時，可針對他／她正在做的事情說些話，並詢問一些相關的問題。

用餐／點心時間

提供不同選擇的食物和飲料讓孩子挑選。可好玩地不按牌理出牌，例如給孩子冰淇淋、蘋果醬或其他需用湯匙挖舀的食物，但不給孩子平常使用的湯匙。如果孩子沒有要求湯匙，可詢問孩子：「你需要什麼？」一次給孩子少許的食物，這樣他／她就必須要求更多。針對食物的口味、氣味、溫度和顏色做些描述。

使用字彙以達到各種功能的要點與提示

示範說出與孩子的手勢和近似字相對應的字彙。

功能性溝通可能包括手勢、圖片和／或字彙。一個能夠自發性使用手勢和／或圖片達成各種功能的孩童，比雖有口語但只能命名，或僅在受到提示時開口的孩童更能夠進行有效的溝通。如果一個有口語的孩子無法使用多種方式運用他／她的語彙，可考慮加強孩子使用手勢和／或圖片的能力。

比起做出請求，某些有ASD的兒童更容易發表評論，特別是當他們處於失調狀況時。為了幫助孩子了解相同的字彙可以用作評論，也可以用來提出要求，可以示範字彙的不同用法。例如，當孩子想要餅乾時，可以說：「嗯！餅乾！餅乾。你正在吃餅乾。」

為了幫助孩子學會呼喚父母，而不是用哭泣或拉扯手臂或衣服的方式，可讓父母躲在其視線之外，由另一個人（例如，手足或EI提供者）呼叫父母，然後父母愉悅地出現並誇張地回應說：「嗨！」或期待地說：「什麼事？」重複幾次，然後當父母躲起來時，暫停動作以查看孩子是否會發出聲音或做出近似呼喚父母的舉動。如果孩子沒有反應，則繼續這個示範。可在各種環境中練習，以便孩子學會在諸如想離開嬰兒床或想獲得所需的協助時能夠呼喚。

雖然答案是同一個字，但有些孩子可以對「這是什麼？」的問題做出回答，卻無法回答「你想要什麼？」的問題。找出與其功能相關的反應模式以及幫助孩子擴展語用技巧所需的提示。

對於那些能夠模仿語彙以及那些能夠以伸手或用手指來提出要求，但無法自發地說出語彙的孩子，可使用提示，如：「你拿給我看，很棒。現在用說的告訴我____。」

當手勢或語彙被過度概化時，示範一個更為適當的反應。例如，如果孩子把所有圓形的物件都稱作圓圈，當他／她說「圓圈」以表示輪子、甜甜圈或球時，就示範說出該物件的名稱。如果孩子將諸如起來或更多的手勢或語彙過度概化用以表示任何要求時，則示範正確的手勢和／或語彙。

如果孩子只在當他／她聽到某個字彙（例如，「打開」、「還要」）時，才會說那個字，那麼這孩子可能只是在模仿而並不理解字彙的含義。對於有ASD的兒童，必須持續評估其接受性語言的技能。那些致力於模仿技能，但缺乏練習接受性語言技巧和／或傾聽技巧的兒童，經常會沒有仔細聽別人說就重複他們所聽到的。例如，Eduardo的團隊針對他的模仿能力做訓練，當他可以模仿得很好時，每當問他一個問題，他就自動重複最後一個字，並認為這就是他人所要的回應。於是他的團隊開始針對遵循指示的技能，給他一些選項並將他喜歡的選項放在第一個，用以幫助他培養更好的傾聽技巧。

關於監控進展的建議：列出孩子使用的字彙、它們的功能，以及在哪些日常作息中使用的清單。

透過手勢及／或語彙參與多種交流

背景資料：年幼的嬰兒在來回輪流發聲的互動中發現，當在搖籃裡時，前後搖晃身體能夠得到更多的搖動。這樣的互動逐漸擴展，兒童學會使用手勢／姿勢和字彙進行簡短的「對話」，進而產生諸如和人建立關係的經驗、回答和提出問題，以及插入評論等技能。

與自閉症兒童的相關性：有ASD的兒童往往缺乏對話技能。他們的回應通常很短、偶爾才會開啟對話，且幾乎無法分享新的和適切的訊息，這些都影響了他們的社會互動（Koegel, Park, & Koegel, 2014）。儘管大多數的ASD兒童在進入學前班之前尚未進入對話階段，但以下策略可以為增加日常作息中的

交流次數奠定基礎。

如何融入日常作息中：以下是可在兒童日常作息中練習參與多種交流的建議。

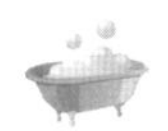

洗澡時間

提出如「我們現在應該洗哪裡？」之類的問題。一段時間以後，當孩子做出口語回應或指出部位後，緊接著問「那之後我們應該洗哪裡？」以鼓勵孩子預先計劃。

就寢時間

在就寢作息期間，談論當天孩子覺得有趣的事件。詢問與事件相關的問題並對孩子的陳述給予回應。

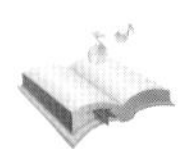

閱讀時間

輪流描述圖片。在熟悉的書本上，輪流針對特殊的頁面談論發生的事情。對於尚無法使用太多語彙的兒童，可以用手勢／姿勢給出選擇。例如如果有需要，可以在詢問「小嬰兒在睡覺還是在吃東西？」的同時，做出睡覺和進食的手勢／姿勢。

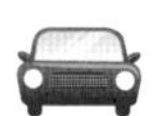

社區外出

當坐在車裡時，輪流說「我看到____」。在雜貨店裡時，可擴展孩子的評論和要求能力。例如，如果孩子想要餅乾，可說：「餅乾很好吃。你還喜歡其他什麼食物？」當孩子回答後，告訴他／她你喜歡的食物。

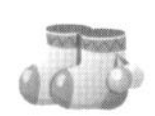

穿衣和換尿布

幫孩子穿衣時，放一件衣物在孩子旁邊。當跟孩子說「把你的____給我」

時，伸出手來鼓勵孩子把它交給你。當這成為一個熟悉的慣例時，可在孩子旁邊放兩件衣物，期待孩子先給出第一件，且當第一件穿在孩子身上之後，他／她會再給出第二件。藉由詢問孩子：「這件要穿在哪裡？」並等待他／她的非口語或口語表示，來擴展孩子的回應。隨著時間，孩子將學會穿衣的順序，並能透過溝通參與作息。

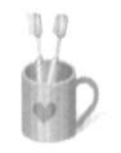

盥洗和梳妝

對於知道刷牙順序的孩子，可在不同的步驟停下來，讓孩子說出接下來要怎麼做。描述他們的行動，例如：「喔！你需要牙膏！」

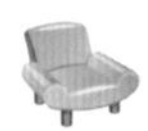

家事活動

先做說明並提出相關的問題。例如說：「植物口渴了。我們需要做什麼？」另一個做法是詢問有先後順序的相關問題，例如，當擦桌子時詢問孩子：「我應該先擦哪裡？」當擦完那裡後再問：「現在該擦哪裡？」

用餐／點心時間

提供選擇並提出與食物和準備食物相關的問題。針對孩子的回答做評論，並做出相關的回應。可以開玩笑地不按牌理出牌，以鼓勵孩子輪流和解決問題的能力。例如，如果孩子要求喝牛奶，將牛奶拿出來並等待孩子指出需要拿杯子；拿著還沒打開的牛奶假裝倒，看孩子是否會指出需要將牛奶盒打開。藉由評論孩子的非口語反應和重複或覆述孩子的口語反應來確認孩子的溝通能力。

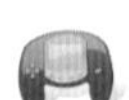

遊戲時間

與孩子一起輪流使用物件，例如來回滾一顆球、用積木蓋房子、拍細棒上的泡泡和將吸管放進瓶子裡，當輪到你的時候說明你正在做什麼。這可幫

助孩子理解使用物件和語言時都會發生輪流的狀況。唱出熟悉的歌曲並暫停，讓孩子接唱適當的歌詞。逐漸增加暫停的次數，以促進輪流。

透過手勢及／或語彙參與多種交流的要點與提示

針對孩子所說的話做出相關的評論。例如，如果一個孩子說出「車子」，可回應：「我的車子是紅色的」或「我們開車去商店」。詢問例如「爸爸開車去哪兒？」或「你的車子在哪裡？」的問題以持續對話。

關於監控進展的建議：記錄孩子在一定時間內或特定作息中來回輪流的次數。

總結

如本章所示，有 ASD 的兒童表現出各種需要 EI 提供者仔細分析的社交溝通困難。表 8.2 列出了一些常見的困難，並說明了可能出現的原因以及矯治的建議。

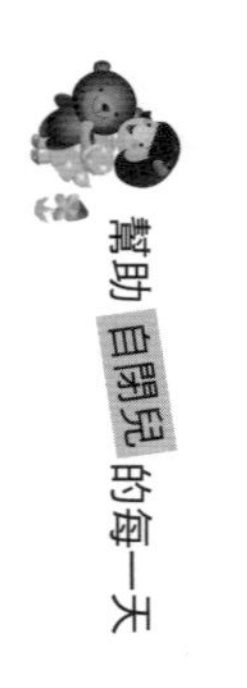

表 8.2　患有 ASD 幼兒常見的溝通困難

問題	特徵	可能的原因	可嘗試的建議	Crawford and Weber（2014）書中可能有用的章節
過度概化	兒童僅使用相同的手勢、字彙或片語提出要求，如在各種情況都使用「還要」、「打開」、「請」或「我要」。	這些手勢、字彙或片語讓他能夠得到想要的東西，因而強化它們的使用。兒童可能沒有其他有效的行為方式。	如果兒童無法指出要求，就以用手指為目標[a]，一旦兒童能夠用手指來提出要求，再聚焦於幾個對孩童相對容易說出的字彙，且能夠讓他得到想要的東西。	第六章
	孩子重複使用相同的片語，如「請給我」。	兒童可能在以單一字彙做出要求的階段尚未有足夠的自發性字彙。	直到兒童能夠自發地以各種不同的單字做出要求以前，避免強調組合字彙的用法。	
表達性語言比接受性語言多	兒童會使用手勢或字彙，但未表現出對這些字彙的理解。	兒童沒有核心的接受性字彙。	針對功能性的接受性字彙訓練，如家庭成員和常見物品的名字。找機會重複與練習。	第五章
		兒童可能沒有遵循指示並進階成語言理解的經驗。	以一個步驟的功能性、與正向經驗相連結，且能夠肢體提示的指示，如「給我杯子」和「擊掌」為目標。（見第六章）	
無法遵循指示	兒童在有協助時才配合指示。	兒童可能無法轉移注意力以處理語言。	練習將注意力轉移到聲音和字彙上。針對上述的接受性字彙做練習。（見第六章）	第五章 附錄 A
	兒童拒絕遵循指示。	兒童可能需要正向的行為策略以建構其合作能力。	（見第三、五、六章）	

表 8.2　患有 ASD 幼兒常見的溝通困難（續）

問題	特徵	可能的原因	可嘗試的建議	Crawford and Weber（2014）書中可能有用的章節
可以說出名稱但無法提出要求	兒童可以說出物品和／或圖片的名稱，但卻不會使用它們來提出要求。	兒童尚未學到使用手勢和／或字彙的語言能力。	將命名轉變為要求。例如當孩童看到玩具狗時說「狗」，就把這隻玩具狗遞給他。	第六章
		兒童理解字彙，但無法在需要用它們提出要求時提取它們。	做出示範讓兒童模仿，並儘早消退提示。（見第三章）	
無法回答問題	兒童不會回答問題。	由於話語的複雜性，致使兒童無法處理／理解問題。	針對傾聽技巧與遵循指示的能力訓練。	第五章
	兒童重複問題的最後一個或幾個字，而非回答問題（例如：「你想要果汁嗎？」「要果汁。」）。	兒童還沒有一個表達要或好的方法。	如果兒童還無法用手指來做出要求，針對此能力訓練。如果兒童可以用手指來提出要求，進而訓練點頭來表達「好」的技能。如果兒童還無法以手勢或口說表達「不」，這可能需要優先訓練。	第五章、第六章
	兒童總是在兩個選項中選擇後者。	兒童過度概化了模仿技巧及／或還無法理解兩個單位以上的訊息。	將孩童喜歡的物品設定為第一個選項〔如「你想要（喜歡的食物）或（不喜歡的食物）？」〕，如果兒童選第二個選項，就將它給他／她。當孩子拒絕這項食物時，重複前面的問題並強調第一個選項。	

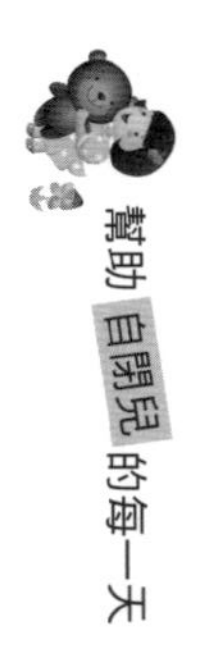

表 8.2　患有 ASD 幼兒常見的溝通困難（續）

問題	特徵	可能的原因	可嘗試的建議	Crawford and Weber（2014）書中可能有用的章節
依賴提示	兒童只在他人詢問「都做好了嗎？」時才比出或說「都做好了」，在他人說「再見」時才說再見，及／或等他人詢問「你想要什麼？」時才做出口語或非口語要求。	兒童只注意提示或遵循指示，而沒有將情境和回應做連結。	系統性地消退提示。藉由創造使用引導溝通的環境，針對兒童起始的能力，先使用手勢進而使用字彙。（見第三章）	第六章

[a] 本章的用手指出是指使用食指進行溝通，而不是獨立使用食指的精細運動技巧。在某些情況下，有溝通意圖的兒童會以手勢做出選擇或引導他人看，但使用的是整隻手而不是他們的食指；這也可以視為是一種溝通性的「用手指」。

日常作息和常見的困難

EI提供者的成功祕訣包括四個要素：關於EI的知識、關於發展的知識、關於孩子的家庭及其日常作息的認識，以及關於教學策略和學習原則的知識。這四個要素是《每日早期介入！》（編按：請見本書前言 p. vii）一書的基礎（Crawford & Weber, 2014）。對於服務有 ASD 診斷或有 ASD 徵狀幼兒的 EI 提供者，還需要另一個元素——關於**調節**；**了解自我、他人和環境**；**彈性**；及**社交溝通**之間關係的知識。本書先前的章節論述了這些要素；然而，由於每個孩子和家庭都是獨一無二的，因此當在治療有ASD和相關障礙的兒童時，並沒有一本「指導手冊」可以提供EI提供者確切的指導。本書旨在提供EI提供者一些工具，用以與父母和其他照顧者一起解決問題，以便能夠有效地針對有自閉症或相關障礙幼兒的學習和行為困難特質加以處理。本章的目的在於整合前幾章的資訊，並強調家庭所面臨的具體困難。

許多有ASD幼兒的父母提到對困難行為的擔憂。在一項針對近300名嬰幼兒進行的研究中，發現侵略性、破壞性、自我傷害性和刻板行為早在12個月大時就已出現，並且在25至39個月期間往往會加重到造成困難的程度（Fodstad et al., 2012）。許多家庭要求EI提供者幫助他們處理這些類型的行為，即使他們不提出要求，EI提供者也經常發現必須解決這些行為才能在IFSP的成果上有所進展。

解決家庭擔憂的個案研究

解決問題行為對於孩童進步的重要性，可以在 Ezekial 的例子中看到。Ezekial 是一個 30 個月大的幼兒，由他的姑婆 Latoya 收養。Latoya 和評估人員為 Ezekial 擬定了 IFSP 的預期成果，包括讓 Ezekial 能使用手勢和字彙來表達他的要求和需求、增加所吃的食物種類，以及能夠一覺睡到天亮。由於當 Ezekial 沒有得到想要的東西、當在他的盤子裡放了新食物，以及當他的姑婆把他放在嬰兒床而不是她的床上時，他會拍打或丟擲物品，因此團隊仔細設計了減少不良行為和教他新技能的策略。

Ezekial 的團隊由一名特殊教育老師、一名職能治療師和一名語言病理學家組成。該團隊評估了 Ezekial 的行為功能，並進一步探討了與他的**調節**；**了解自我、他人和環境**的能力；**彈性**；以及他的**社交溝通**相關的因素。在最初幾週的服務中，Latoya 開始討論到她對 Ezekial 發脾氣的擔憂，以及當他們在社區活動時 Ezekial 會跑走，還有其他行為，包括用腳尖走路、來回甩手和塗抹糞便。她計劃帶著 Ezekial 和她的孫女去迪士尼樂園玩，但她不知道她將如何處理搭飛機的過程、Ezekial 的挑食問題，以及當 Ezekial 發脾氣時帶給他們三個人的壓力。她擔心他們可能會被趕下飛機，但是她已經答應孫女這趟旅行好多年了。

Latoya 的感受和擔憂對於父母和照顧者而言是很常見的。像用腳尖走路和甩手等刻板行為會讓一些父母感到尷尬。ASD 的兒童用腳尖走路的行為被發現與持續存在的原始反射有關（Accardo & Barrow, 2015），而且自閉症兒童已經被注意到有低張力或肌肉張力低的情形，但不確定這是否是用腳尖走路的原因（Shetreat-Klein, Shinnar, & Rapin, 2014）。在作者的經驗中，留意到有一些孩子當赤腳時較常用腳尖走路，而另一些孩子則是在穿鞋時較常用腳尖走路，有些孩子則被觀察到在某些表面上較常使用腳尖走路。例如，Ezekial 在草地上會用腳尖走路，但不會在人行道上這麼做。在屋裡，當他打赤腳時，他在地毯上比在地板上較常用腳尖走路。雖然用腳尖走路常見於自閉症患者，但在其他障礙的孩童身上也會看到（Accardo, Monasterio, & Oswald, 2014）。因此，Ezekial的團隊要求安排一次物理治療諮詢，以確定Ezekial是否需要任何其他服務或轉介給任何的醫學專家。

Ezekial 的 EI 提供者與 Latoya 討論了他們對於甩手的相關知識和經驗。和用腳尖走路一樣，甩手的行為也經常能在有自閉症的幼兒身上觀察到。根據作者的經驗，甩手行為通常發生於孩子感到興奮時。在許多情況下，兒童不易表現出協同或共享注意力，例如看向他人或向他人表達其感受，例如說：「哇！這太棒了！」甩手常常是他們用以表達所感受到的快樂、驚訝或其他情緒的方式，而不會與他人分享。通常當孩子變得更具互動性和溝通性時，甩手行為就會減少。

另一個令 Latoya 擔心的問題是塗抹糞便，這曾被指出為自閉症兒童的行為（Jang, Dixon, Tarbox, & Granpeesheh, 2011）。作者曾治療過許多塗抹糞便的兒童，這種行為始於孩子越來越意識到他們的排便時。當孩子獨自一人時，會試圖從他們的尿布中取出糞便，然後他們試圖將糞便從手上抹除。他們似乎想要將糞便從尿布中取出，但不知如何將這個渴望告訴他人。有些孩子發現手上沾有糞便的感覺是愉快的，而有些孩子則否，這取決於他們的感覺系統。這個因素可能影響糞便塗抹行為發生的頻率。另一項影響頻率的因素是孩子獲得的反應，有些孩子很快就學到將手伸進尿布是逃離或避免午睡和／或得到一些關注的有效方法。那些設置了監視器的父母，當他們看到孩子將手伸進尿布時就衝進孩子的房間，趕在孩子弄得一團亂之前換好尿布。因此，可以看到**彈性**（糞便不該存在於尿布裡）；**理解自我、他人和環境**（感覺因素）；和**社交溝通**（告訴他人需要更換尿布的困難）都可能是造成塗抹糞便的因素。為了停止這種行為，父母找到了阻止孩子將手伸進尿布或脫掉衣服的辦法，包括使用在胯間扣起來的包屁衣、在尿布上緣（不在皮膚上）貼膠帶——其鬆緊度是舒適的，但足以緊到讓孩子的手無法伸進去，或者讓孩子穿上他／她無法脫除的睡袋衣。一位機智的家長請裁縫師將睡袋衣的拉鍊移到背面，另一位家長讓孩子穿著短袖的全扣式上衣以避免孩子將拉鍊拉開，因為孩子不會解開衣服的釦子。此外，一些父母購買了市售的、讓孩子難以或無法自行脫除的衣物。

Latoya 和 EI 提供者討論了有關 Ezekial 刻板行為的想法，並腦力激盪想出一些方法來幫助Latoya解決她對Ezekial會影響旅行的挑食問題顧慮。他們決定增加Ezekial的食物種類，以及可以在各種環境中坐下吃飯的能力，包括在當地的公園、當地的速食店和一間普通的家庭餐廳（見第七章）。為了幫助Ezekial習慣在新的環境中坐在他的汽車座椅上，他的團隊建議Latoya將他的汽車座椅帶進屋裡，以便Ezekial可以坐在上面進行各種他喜歡的活動，例如看影片和吃他喜愛的點心。

Latoya 對於 Ezekial 是否有能力在機場和迪士尼樂園排隊等候也有所擔心，她擔心 Ezekial 會跑開。Latoya 和 EI 提供者集思廣益，想出了讓 Ezekial 在排隊等候時能夠參與，並可加強他等待的方法。為了預備，他們先在郵局、銀行和雜貨店進行練習。在第一趟外出時，EI 提供者先排隊等待，Latoya 和 Ezekial 則在附近走動。當 EI 提供者接近隊伍前面時，Latoya 和 Ezekial 再加入行列。在後續的每次練習中，Ezekial 都需要等待更長一點時間。幾個星期後，他就能夠在短時間內平靜地排隊等待了。EI 提供者和 Latoya 也腦力激盪，探討如何解決 Ezekial 跑開的傾向。他們認為若 Latoya 幫助 Ezekial 在院子裡、在附近散步，以及在社區外出時練習都是有助益的。他們討論並練習了一些策略，包括給予Ezekial選擇，如「牽我的手或坐在嬰兒車裡」和「牽我的手不然我會抱著你走」。每當Ezekial放開她的手時，Latoya就會把他放進嬰兒車或抱起他。即使Ezekial在最初幾次被放進嬰兒車時會發脾氣，但他很快就學會了這個規則。在EI提供者的指導協助下，Latoya學會使用適當的策略，教會 Ezekial 當喊他的時候要過來，這讓她對這次旅行更有信心。

當他們從迪士尼樂園回來時，Latoya 說每個人都玩得很開心，她很訝異自己不需要像 Ezekial 開始接受 EI 服務前那樣戰戰兢兢。雖然有時 Ezekial 還是會出現困難行為，但 Latoya 知道如何預防他的許多種崩潰，而且當崩潰發生時她知道自己需要怎麼做。Ezekial 發脾氣和攻擊性的行為減少了，Latoya 認為她已經準備好為 Ezekial 解決下一步——整晚都在他自己的房裡睡覺，以及模仿動作、聲音和字彙。

Ezekial 的團隊檢視了 Ezekial 和自閉症核心缺陷相關的優勢和需求，他們幫助 Latoya 處理了 Ezekial 的行為並促進了他的技能。

總結

表 9.1 和 9.2 提供了 EI 提供者和家庭可以使用本章中解決問題的方法之範例。這些範例說明了如何判定在特定作息中可能影響兒童的因素。此外，這些範例也說明了 EI 提供者和家庭如何實行短期和長期策略，以幫助兒童採用具有社交意義的方式來反應他們的需求、他人的需求和環境的要求。

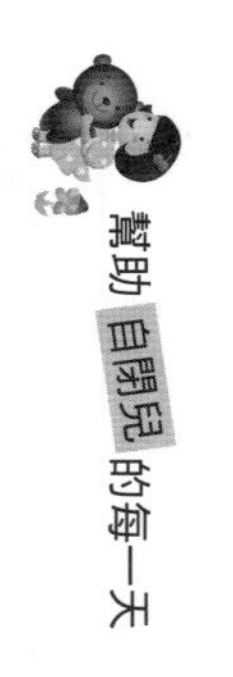

表 9.1　活動：社區外出

Nora 的問題行為	需考慮的核心缺陷	Nora 可能回應什麼或想什麼	可考慮的短期解決辦法	可考慮的長期解決辦法	可參考的本書章節
當大人牽住Nora 的手時，她會將手扯開。如果大人堅持牽著手，她會跪在地上哭。	彈性	我走路時沒有牽著他人的手。	當Nora下車就把她放進嬰兒車或購物推車裡。 讓Nora選擇「牽我的手或坐在＿＿＿（嬰兒車或推車）裡。」	以在各種環境中牽手為目標。從短時間開始，逐漸增加牽手的時間。	第五章
	理解自我、他人和環境	我不知道我們要去哪裡以及別人期待我做什麼。	藉由示意Nora並告訴她將要去哪裡，讓她做好準備。	盡可能經常帶Nora出門，以使她更加熟悉。	第五、六章
		當你說「牽我的手」時我無法理解。	使用一致的語言，當你牽她時總是說「牽我的手」。	帶她外出到社區各個地點時將過程拍照並做成一本書。	
		我不喜歡別人牽著我的手的感覺。	讓 Nora 背一個背包，讓大人的手可以拉著。	在各種日常作息中強調遵循「牽我的手」的指示。 在Nora喜歡的活動中牽著她的手，幫助她忍受牽手的感覺，以便她能將牽手的感覺和喜歡的活動連結起來。	

表 9.1　活動：社區外出（續）

Nora 的問題行為	需考慮的核心缺陷	Nora 可能回應什麼或想什麼	可考慮的短期解決辦法	可考慮的長期解決辦法	可參考的本書章節
	社交溝通	我沒有辦法讓你知道我不想要牽著手。	讓 Nora 知道她傳達的訊息被接收到了，但告訴她：「我知道妳想鬆開手，但是妳必須牽著我的手。」讓她知道沒有別的選擇。	以用適當的手勢和字彙表達反對為目標，如搖頭表示「不」或將手伸出表示「停」，同時也加強遵從指示。	第五、八章
Nora發出大聲且不適當的噪音。	理解自我、他人和環境	我不知道在這裡我需要安靜。	讓 Nora 做一件她無法同時發出噪音的事情，如咬磨牙玩具、吃點心或喝飲料。	在各種作息中強調遵循「噓，安靜」的指示。玩遊戲時練習大聲及安靜地敲打，以幫助 Nora 了解其間的差異。	第五、六章
	社交溝通	我需要關注。	當 Nora 暫時安靜時給予她關注。	教Nora如何以適當的方式獲得關注，如輕拍他人或呼喚他人的名字。	第五、八章

表 9.1 活動：社區外出（續）

Nora 的問題行為	需考慮的核心缺陷	Nora 可能回應什麼或想什麼	可考慮的短期解決辦法	可考慮的長期解決辦法	可參考的本書章節
當需要等待時，Nora 會發脾氣或試圖離開。	理解自我、他人和環境	我現在就要某樣東西，而我不覺得我會得到它。	當需要等待時，在 Nora 失控之前藉由唱熟悉的歌曲或給她玩具、書本或點心來讓她分心。	在各種作息中使用「先_____，然後 _____」的技巧以加強等待。 幫助 Nora 學會等待，一開始從對她較不重要的事物以幾秒的等待開始（如「等一下，我擠牙膏到你的牙刷上」），隨後進展到更加重要的事物，且漸漸延長等待的時間。	第五、六章
	社交溝通	我現在就要某樣東西，但我不知道怎麼告訴你。	示範說：「我要_______」或「請給我_____」表示接收到 Nora 的訊息，並告訴她就快要拿來了。	加強以手勢和／或字彙做出要求。	第五、八章

註：更多的策略可參見第四到六章和《每日早期介入！》（*Early Intervention Every Day! Embedding Activities in Daily Routines for Youug Children and Their Families*）（Crawford & Weber, 2014）的附錄 A。

表 9.2　活動：參加生日派對

Erik 的問題行為	需考慮的核心缺陷	Erik 可能回應什麼或想什麼	可考慮的短期解決辦法	可考慮的長期解決辦法	可參考的本書章節
Erik 走到門邊哭泣。	彈性	通常當我來到這裡，我都能在戶外玩，我現在不應該待在室內。	將 Erik 帶到戶外幾分鐘，然後用他喜歡的物品誘導他進入室內。	逐漸變化作息，加強與同儕的互動和遊戲。	第五、七章
		我的影片在車上，我要去看影片。	允許 Erik 在屋子裡看影片。	在各種作息中使用「先____，然後____」的技巧。	
	理解自我、他人和環境	我不知道發生什麼事，我想要離開。	給予視覺提示、提醒和解釋，協助 Erik 理解將發生的事情。	提供大量不同的經驗以擴展 Erik 的技能項目。	第五、六章
		我不喜歡有人唱歌。	當大家唱歌時，將 Erik 帶到另一個房間並把門關上。	藉由在日常作息中唱歌來降低 Erik 的敏感度。首先輕聲地唱一小段時間，再逐漸增加音量及唱歌的時間。	

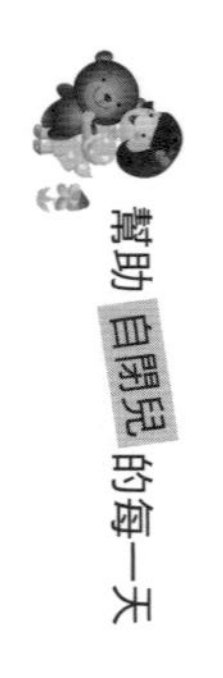

表 9.2　活動：參加生日派對（續）

Erik 的問題行為	需考慮的核心缺陷	Erik 可能回應什麼或想什麼	可考慮的短期解決辦法	可考慮的長期解決辦法	可參考的本書章節
Erik 走到門邊哭泣。		我看到氣球，當它們破掉的時候我會害怕。	詢問是否可以將氣球移開。	藉由在商店裡指向氣球、看書本中的氣球圖片、將氣球布置在房間裡以降低 Erik 的敏感度，再逐漸拉近氣球與 Erik 的距離，並讓他以有趣的方式玩氣球。	
	社交溝通	我想離開。	離開現場。	加強練習使用手勢和字彙，如「再見」、「都做好了」以及「先____，然後____」來提出要求。	第五、八章
		我渴了但是我沒有杯子。我沒有任何方法可以告訴任何人。	預期 Erik 的需求，帶著他的杯子並把杯子遞給他。	加強練習使用手勢和字彙做出要求，如將 Erik 的杯子遞給他人、將他人拉到冰箱旁、將有杯子的圖片拿給他人、使用手勢或說「喝」。	
		媽媽不在房裡，我不知道如何找到她。	預期 Erik 的需求，請母親告訴他她要離開一下，一會兒就回來。	加強練習使用手勢、符號或說出「媽媽」來呼喚母親。	

表 9.2　活動：參加生日派對（續）

Erik 的問題行為	需考慮的核心缺陷	Erik 可能回應什麼或想什麼	可考慮的短期解決辦法	可考慮的長期解決辦法	可參考的本書章節
Erik 拒絕吃他盤子裡的食物。	彈性	我不喜歡這個食物。這食物不是裝在**我的**盤子裡，這飲料也不是裝在**我的**杯子裡。	將 Erik 喜歡的食物和他喜歡的杯子、餐盤和餐具拿給他。	以接受新的食物以及不同的餐盤、湯匙和杯子為目標。 在不同作息中練習「先____，然後____」。	第五、七章
	社交溝通	我想要我看到的其他食物。	給予不同的食物選擇。	以使用手勢、符號和字彙做出要求為目標。	第五、八章
Erik 在派對上沒有參與同儕活動。	彈性	不管我在哪裡，我都是用同樣的方式玩同樣的玩具。	讓 Erik 自己玩。	擴展 Erik 的遊戲項目。	第五、七章
	理解自我、他人和環境	我不喜歡其他孩子發出的噪音。	允許 Erik 自己玩或允許他在和其他人玩一小段時間之後自己玩。	藉由讓 Erik 和其他孩子接觸，並逐漸增加接觸的時間來降低敏感度，從安靜的環境如圖書館開始，再到開放空間如公園，再進展到更嘈雜的環境。	第五、六章
		我不知道怎麼跟其他孩子玩，或用其他的玩具玩。	允許 Erik 自己玩或協助他玩玩具，請同儕將 Erik 有興趣的物品交給他。	提供與同儕相處的機會，以短時間的平行式玩法開始，逐漸進展到更有互動的遊戲。 針對動作模仿。 針對使用物件的遊戲技能練習。 先在家中練習遊戲和活動，之後再轉換到新的環境。	

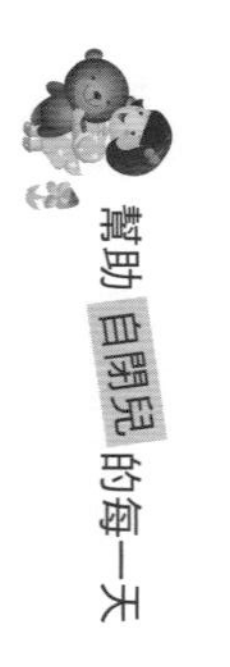

表 9.2　活動：參加生日派對（續）

Erik 的問題行為	需考慮的核心缺陷	Erik 可能回應什麼或想什麼	可考慮的短期解決辦法	可考慮的長期解決辦法	可參考的本書章節
Erik 走到門邊哭泣。	社交溝通	我不知道互動的時候要說或做什麼。	允許 Erik 以他原本的方式自娛。 可以協助 Erik 參與同儕一小段時間，再允許他回頭從事他喜歡的活動。 示範字彙，如果有需要可以提供肢體協助，讓 Erik 使用如「嗨」和「再見」等手勢。 協助 Erik 在活動結束時歡呼或拍手，讓他能夠參與共享的歡樂。	以模仿、輪流和遵循指示，包括觀察同儕以及將物品交給同儕為目標。	第五、八章

註：更多的策略可參見第四到六章和《每日早期介入！》（*Early Intervention Every Day! Embedding Activities in Daily Routines for Young Children and Their Families*）（Crawford & Weber, 2014）的附錄 A。

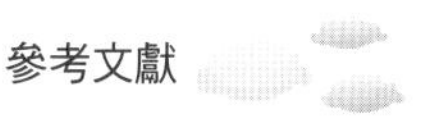

參考文獻

Abbott, M., Bernard, P., & Forge, J. (2013). Communicating a diagnosis of autism spectrum disorder—A qualitative study of parents' experiences. *Clinical Child Psychology and Psychiatry, 18*(3), 370–382. doi:10.1177/1359104512455813

Accardo, P.J., & Barrow, W. (2015). Toe walking in autism: Further observations. *Journal of Child Neurology, 30*(5), 606–609. doi:10.1177/0883073814521298

Accardo, P.J., Monasterio, E., & Oswald, D. (2014). Toe walking in autism. In V.B. Patel, V.R. Preedy, & C.R. Martin (Eds.), *Comprehensive guide to autism* (pp. 519–532). New York, NY: Springer.

Adams, C. (2005). Social communication intervention for school-age children: Rationale and description. *Seminars in Speech and Language, 26*(3), 181–188. doi:10.1055/s-2005-917123

Ahearn, W.H., Castine, T., Nault, K., & Green, G. (2001). An assessment of food acceptance in children with autism or pervasive developmental disorder-not otherwise specified. *Journal of Autism and Developmental Disorders, 31,* 505–511. doi:10.1023/A:1012221026124

American Psychiatric Association. (2013). *Diagnostic and statistical manual of mental disorders* (5th ed.). Arlington, VA: American Psychiatric Publishing.

American Speech-Language-Hearing Association. (2007a). *Childhood apraxia of speech.* Rockville, MD: Author.

American Speech-Language-Hearing Association. (2007b). *Scope of practice in speech-language-pathology.* Rockville, MD: Author.

American Speech-Language-Hearing Association. (2015a). *Components of social communication.* Retrieved from http://www.asha.org/uploadedFiles/ASHA/Practice_Portal/Clinical_Topics/Social_Communication_Disorders_in_School-Age_Children/Components-of-Social-Communication.pdf

American Speech-Language-Hearing Association. (2015b). *Social communication benchmarks.* Retrieved from http://www.asha.org/uploadedFiles/ASHA/Practice_Portal/Clinical_Topics/Social_Communication_Disorders_in_School-Age_Children/Social-Communication-Benchmarks.pdf

American Speech-Language-Hearing Association. (2015c). *Social communication disorders in school-age children.* Retrieved from http://www.asha.org/Practice-Portal/Clinical-Topics/Social-Communication-Disorders-in-School-Age-Children/

Anagnostou, E., Jones, N., Huerta, M., Halladay, A.K., Wang, P., Scahill, L., ... Dawson, G. (2015). Measuring social communication behaviors as a treatment endpoint in individuals with autism spectrum disorder. *Autism, 19*(5), 622–636. doi:10.1177/1362361314542955

Ashburner, J.K., Rodger, S.A., Ziviani, J.M., & Hinder, E.A. (2014). Comment on: "An intervention for sensory difficulties in children with autism: A randomized trial" by Schaaf et al. (2013). *Journal of Autism and Developmental Disorders, 44*(6), 1486–1488. doi:10.1007/s10803-014-2083-0

Autism Speaks. (2015a). *The Early Start Denver Model (ESDM).* Retrieved from http://www.autismspeaks.org/what-autism/treatment/early-start-denver-model-esdm

Autism Speaks. (2015b). *Learn the signs of autism.* Retrieved from http://www.autismspeaks.org/what-autism/learn-signs

Ayres, A.J. (1972). *Sensory integration and learning disorders.* Los Angeles, CA: Western Psychological Services.

Ayres, A.J. (1979). *Sensory integration and the child.* Los Angeles, CA: Western Psychological Services.

Ayres, A.J. (1985, May). *Developmental dyspraxia and adult-onset apraxia.* Paper presented at the meeting of Sensory Integration International, Torrance, CA.

Bahrick, L.E., & Lickliter, R. (2014). Learning to attend selectively: The dual role of intersensory redundancy. *Current Directions in Psychological Science, 23*(6), 414–420. doi:10.1177/0963721414549187

Bailey, K. (2008). Supporting families. In K. Chawarska, A. Klin, & F.R. Volkmar (Eds.), *Autism spectrum disorders in infants and toddlers: Diagnosis, assessment, and treatment* (pp. 300–326). New York, NY: Guilford Press.

Baranek, G.T., Little, L.M., Parham, L.D., Ausderau, K.K., & Sabatos-DeVito, M.G. (2014). Sensory features in autism spectrum disorders. In F.R. Volkmar, S.J. Rogers, R. Paul, & K.A. Pelphrey (Eds.), *Handbook of autism and pervasive developmental disorders:*

Diagnosis, development, and brain mechanisms (4th ed., Vol. 1, pp. 378–407). Hoboken, NJ: Wiley.

Barbera, M.L. (2007). *The verbal behavior approach: How to teach children with autism and related disorders.* Philadelphia, PA: Jessica Kingsley.

Barrett, K.C. (2013). Introduction to section one: Overview and analysis. In K.C. Barrett, N.A. Fox, G.A. Morgan, D.J. Fidler, & L.A. Daunhauer (Eds.), *Handbook of self-regulatory processes in development: New directions and international perspectives* (pp. 3-4). New York, NY: Psychology Press.

Beier, J.S., & Spelke, E.S. (2012). Infants' developing understanding of social gaze. *Child Development, 83*(2), 486–496. doi:10.1111/j.1467-8624.2011.01702.x

Ben-Sasson, A., Soto, T.W., Martínez-Pedraza, F., & Carter, A.S. (2013). Early sensory over-responsivity in toddlers with autism spectrum disorders as a predictor of family impairment and parenting stress. *Journal of Child Psychology and Psychiatry, 54*(8), 846–853. doi:10.1111/jcpp.12035

Berger, N.I., & Ingersoll, B. (2014). A further investigation of goal-directed intention understanding in young children with autism spectrum disorders. *Journal of Autism and Developmental Disorders, 44*(12), 3204–3214. doi:10.1007/s10803-014-2181-z

Bondy, A.S., & Frost, L.A. (1994). The Picture Exchange Communication System. *Focus on Autism and Other Developmental Disabilities, 9*(3), 1–19. doi:10.1177/108835769400900301

Bottema-Beutel, K., Yoder, P., Woynaroski, T., & Sandbank, M.P. (2014). Targeted interventions for social communication symptoms in preschoolers with autism spectrum disorders. In F.R. Volkmar, S.J. Rogers, R. Paul, & K.A. Pelphrey (Eds.), *Handbook of autism and pervasive developmental disorders: Assessment, interventions, and policy* (4th ed., Vol. 2, pp. 788–812). Hoboken, NJ: Wiley.

Boulter, C., Freeston, M., South, M., & Rodgers, J. (2014). Intolerance of uncertainty as a framework for understanding anxiety in children and adolescents with autism spectrum disorders. *Journal of Autism and Developmental Disorders, 44*(6), 1391–1402. doi:10.1007/s10803-013-2001-x

Boyd, B.A., Odom, S.L., Humphreys, B.P., & Sam, A.M. (2010). Infants and toddlers with autism spectrum disorder: Early identification and early intervention. *Journal of Early Intervention, 32*(2), 75–98. doi:10.1177/1053815110362690

Bradford, K. (2010). Supporting families dealing with autism and Asperger's disorders. *Journal of Family Psychotherapy, 21,* 149–156. doi:10.1080/08975353.2010.483660

Brian, J.A., Bryson, S.E., & Zwaigenbaum, L. (2015). Autism spectrum disorder in infancy: Developmental considerations in treatment targets. *Current Opinion in Neurology, 28*(2), 117–123. doi:10.1097/WCO.0000000000000182

Briggs-Gowan, M.J., Carter, A.S., Irwin, J.R., Wachtel, K., Cicchetti, D.V. (2004). The Brief Infant–Toddler Social and Emotional Assessment: Screening for social-emotional problems and delays in competence. *Journal of Pediatric Psychology, 29*(2), 143–155. doi:10.1093/jpepsy/jsh017

Bruinsma, Y., Koegel, R.L., & Koegel, L.K. (2004). Joint attention and children with autism: A review of the literature. *Mental Retardation and Developmental Disabilities Research Reviews, 10*(3), 169–175. doi:10.1002/mrdd.20036

Bruner, J. (1981). The social context of language acquisition. *Language and Communication, 1*(2), 155–178. doi:10.1016/0271-5309(81)90010-0

Calkins, S.D. (2007). The emergence of self-regulation: Biological and behavioral control mechanisms supporting toddler competencies. In C.A. Brownell & C.B. Kopp (Eds.), *Socioemotional development in the toddler years: Transitions and transformations* (pp. 261–284). New York, NY: Guilford Press.

Cameron, M.J., Ainsleigh, S.A., & Bird, F.L. (1992). The acquisition of stimulus control of compliance and participation during an ADL routine. *Behavioral Residential Treatment, 7*(5), 327–340. doi:10.1002/bin.2360070502

Carter, A.S., Messinger, D.S., Stone, W.L., Celimli, S., Nahmias, A.S., & Yoder, P. (2011). A randomized controlled trial of Hanen's 'More than Words' in toddlers with early autism symptoms. *Journal of Child Psychology and Psychiatry, 52*(7), 741–752. doi:10.1111/j.1469-7610.2011.02395.x

Case-Smith, J., Weaver, L.L., & Fristad, M.A. (2014). A systematic review of sensory processing interventions for children with autism spectrum disorders. *Autism, 19*(2), 133–148. doi:10.1177/1362361313517762

Casenhiser, D.M., Shanker, S.G., & Stieben, J. (2013). Learning through interaction in children with autism: Preliminary data from a social-communication-based intervention. *Autism, 17*(2), 220–241. doi:10.1177/1362361311422052

Casey, L.B., Zanksas, S., Meindl, J.N., Parra, G.R., Cogdal, P., & Powell, K. (2012). Parental symptoms of posttraumatic stress following a child's diagnosis of autism spectrum disorder: A pilot study. *Research in Autism Spectrum Disorders, 6*(3), 1186–1193. doi:10.1016/j.rasd.2012.03.008

Centers for Disease Control and Prevention. (n.d.). *Tips for talking with parents.* Retrieved from http://www.cdc.gov/ncbddd/actearly/pdf/parents_pdfs/TipsTalkingParents.pdf

Centers for Disease Control and Prevention. (2014). *Autism spectrum disorder (ASD): Signs and symptoms.* Retrieved from http://www.cdc.gov/ncbddd/autism/signs.html

Colgan, S.E., Lanter, E., McComish, C., Watson, L.R., Crais, E.R., & Baranek, G.T. (2006). Analysis of social interaction gestures in infants with autism. *Child Neuropsychology, 12*(4–5), 307–319. doi:10.1080/09297040600701360

Cooper, J.O., Heron, T.E., & Heward, W.L. (2007). *Applied behavior analysis.* Upper Saddle River, NJ: Pearson.

Cossu, G., Boria, S., Copioli, C., Bracceschi, R., Giuberti, V., Santelli, E.,. Gallese, V. (2012). Motor representation of actions in children with autism. *PLoS ONE, 7*(9), e44779. doi:10.1371/journal.pone.0044779

Crais, E., Douglas, D.D., & Campbell, C.C. (2004). The intersection of the development of gestures and intentionality. *Journal of Speech, Language, and*

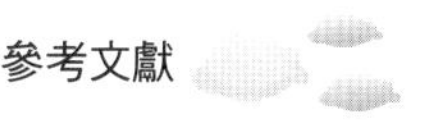

Hearing Research, 47(3), 678–694. doi:10.1044/1092-4388(2004/052

Crais, E.R., Watson, L.R., & Baranek, G.T. (2009). Use of gesture development in profiling children's prelinguistic communication skills. *American Journal of Speech-Language Pathology, 18*(1), 95–108. doi:10.1044/1058-0360(2008/07-0041)

Crawford, M.J., & Weber, B. (2014). *Early intervention every day! Embedding activities in daily routines for young children and their families.* Baltimore, MD: Paul H. Brookes Publishing Co.

Daniels, A.M., & Mandell, D.S. (2014). Explaining differences in age at autism spectrum disorder diagnosis: A critical review. *Autism, 18*(5), 583–597. doi:10.1177/1362361313480277

D'Cruz, A., Ragozzino, M.E., Mosconi, M.W., Shrestha, S., Cook, E.H., & Sweeney, J.A. (2013). Reduced behavioral flexibility in autism spectrum disorders. *Neuropsychology, 27*(2), 152–160. doi:10.1037/a0031721

Deák, G.O. (2004). The development of cognitive flexibility and language abilities. *Advances in Child Development and Behavior, 31,* 271–327. doi:10.1016/S0065-2407(03)31007-9

DeGangi, G. (2000). *Pediatric disorders of regulation in affect and behavior: A therapist's guide to assessment and treatment.* San Diego, CA: Academic Press.

Delmolino, L., & Harris, S.L. (2004). *Incentives for change: Motivating people with autism spectrum behaviors to learn and gain independence.* Bethesda, MD: Woodbine House.

DeWeerdt, S. (2014). *Lack of training begets autism diagnosis bottleneck.* Retrieved from http://sfari.org/news-and-opinion/news/2014/lack-of-training-begets-autism-diagnosis-bottleneck

Dewey, D. (1995). What is developmental dyspraxia? *Brain and Cognition, 29*(3), 254–274. doi:10.1006/brcg.1995.1281

Di Pietro, N.C., Whiteley, L., Mizgalewicz, A., & Illes, J. (2013). Treatments for neurodevelopmental disorders: Evidence, advocacy, and the Internet. *Journal of Autism and Developmental Disorders, 43*(1), 122–133. doi:10.1007/s10803-012-1551-7

Dicker, S. (2013). Entering the spectrum: The challenge of early intervention law for children with autism spectrum disorders. *Infants & Young Children, 26*(3), 192–203. doi:10.1097/IYC.0b013e3182953081

Duff, C.K., & Flattery, J.J., Jr. (2014). Developing mirror self awareness in students with autism spectrum disorder. *Journal of Autism and Developmental Disorders, 44*(5), 1027–1038. doi:10.1007/s10803-013-1954-0

Dunphy-Lelii, S., LaBounty, J., Lane, J.D., & Wellman, H.M. (2014). The social context of infant intention understanding. *Journal of Cognition and Development, 15*(1), 60–77. doi:10.1080/15248372.2012.710863

Dunst, C.J., Trivette, C.M., & Hamby, D.W. (2007). Meta-analysis of family-centered helpgiving practices research. *Mental Retardation and Developmental Disabilities Research Reviews, 13*(4), 370–378. doi:10.1002/mrdd.20176

Durand, V.M. (2011). *Optimistic parenting: Hope and help for you and your challenging child.* Baltimore, MD: Paul H. Brookes Publishing Co.

Durand, V.M. (2014, October). *Optimistic parenting: Hope and help for individuals with challenging behavior.* Presentation at 32nd Annual Autism Conference, Atlantic City, NJ.

El-Sheikh, M., & Sadeh, A. (2015). I. Sleep and development: Introduction to the monograph. *Monographs of the Society for Research in Child Development, 80*(1), 1–14. doi:10.1111/mono.12141

Ennis-Cole, D., Durodoye, B.A., & Harris, H.L. (2013). The impact of culture on autism diagnosis and treatment: Considerations for counselors and other professionals. *The Family Journal, 21*(3), 279–287. doi:10.1177/1066480713476834

Ewles, G., Clifford, T., & Minnes, P. (2014). Predictors of advocacy in parents of children with autism spectrum disorders. *Journal on Developmental Disabilities, 20*(1), 73–82.

Fabbri-Destro, M., Gizzonio, V., & Avanzini, P. (2013). Autism, motor dysfunctions and mirror mechanism. *Clinical Neuropsychiatry, 10*(5), 177–187.

Faedda, G.L., Baldessarini, R.J., Glovinsky, I.P., & Austin, N.B. (2004). Pediatric bipolar disorder: Phenomenology and course of illness. *Bipolar Disorders, 6*(4), 305–313. doi:10.1111/j.1399-5618.2004.00128.x

Falkmer, T., Anderson, K., Falkmer, M., & Horlin, C. (2013). Diagnostic procedures in autism spectrum disorders: A systematic literature review. *European Child and Adolescent Psychiatry, 22*(6), 329–340. doi:10.1007/s00787-013-0375-0

Fodstad, J.C., Rojahn, J., & Matson, J.L. (2012). The emergence of challenging behaviors in at-risk toddlers with and without autism spectrum disorder: A cross-sectional study. *Journal of Developmental and Physical Disabilities, 24*(3), 217–234. doi:10.1007/s10882-011-9266-9

Fogel, A. (1993). *Developing through relationships.* Chicago, IL: University of Chicago.

Forssman, L. (2012). *Attention and the early development of cognitive control: Infants' and toddlers' performance on the A-not-B task* (Doctoral dissertation, University of Tampere, Finland). Retrieved from http://www.uta.fi/med/icl/people/linda/Doctoral%20thesis.pdf

Foss-Feig, J.H., Heacock, J.L., & Cascio, C.J. (2012). Tactile responsiveness patterns and their association with core features in autism spectrum disorders. *Research in Autism Spectrum Disorders, 6*(1), 337–344. doi:10.1016/j.rasd.2011.06.007

Gensler, D. (2009). Initiative and advocacy when a parent has a child with a disability. *Journal of Infant, Child, and Adolescent Psychotherapy, 8*(1), 57–69. doi:10.1080/15289160802683484

Gianino, A., & Tronick, E.Z. (1988). The mutual regulation model: The infants' self and interactive regulation and coping and defensive capacities. In T.M. Field, P.M. McCabe, & N. Schneiderman (Eds.), *Stress and coping across development* (pp. 47–68). Hillsdale, NJ: Erlbaum.

Gibson, J.J. (1979). *The ecological approach to visual perception.* Boston, MA: Houghton Mifflin.

Gillis, R., & Nilsen, E.S. (2014). Cognitive flexibility supports preschoolers' detection of communicative ambiguity. *First Language, 34*(1), 58–71. doi:10.1177/0142723714521839

Goldin-Meadow, S., & Alibali, M.W. (2013). Gesture's role in speaking, learning, and creating language. *Annual Review of Psychology, 64,* 257. doi:10.1146/annurev-psych-113011-143802

Goodwyn, S.W., Acredolo, L.P., & Brown, C.A. (2000). Impact of symbolic gesturing on early language development. *Journal of Nonverbal Behavior, 24*(2), 81–103. doi:10.1023/A:1006653828895

Grandin, T. (2002, August). Teaching people with autism/Asperger's to be more flexible. *Autism Today.* Retrieved from http://www.autismtoday.com/library-back/Teaching_Flexibility.htm

Grandin, T. (2011, November/December). Why do kids with autism stim? *Autism Asperger's Digest.* Retrieved from http://autismdigest.com/why-do-kids-with-autism-stim/

Green, S.A., Rudie, J.D., Colich, N.L., Wood, J.J., Shirinyan, D., Hernandez, L., ... Bookheimer, S.Y. (2013). Overreactive brain responses to sensory stimuli in youth with autism spectrum disorders. *Journal of the American Academy of Child and Adolescent Psychiatry, 52*(11), 1158–1172. doi:10.1016/j.jaac.2013.08.004

Griffin, P., Peters, M.L., & Smith, R.M. (2007). Ableism curriculum design. In M. Adams, L.A. Belle, & P. Griffin (Eds.), *Teaching for diversity and social justice* (2nd ed., pp. 335–358). New York, NY: Taylor & Francis.

Gulick, R., & Kitchen, T. (2007). *Effective instruction for children with autism: An applied behavior analytic approach.* Erie, PA: The Dr. Gertrude A. Barber National Institute.

Guthrie, W., Swineford, L.B., Nottke, C., & Wetherby, A.M. (2013). Early diagnosis of autism spectrum disorder: Stability and change in clinical diagnosis and symptom presentation. *Journal of Child Psychology and Psychiatry,* 54(5), 582–590. doi:10.1111/jcpp.12008

Gutstein, S.E., & Sheely, R.K. (2002). *Relationship development intervention with young children.* London, United Kingdom: Jessica Kingsley.

Hazen, E.P., Stornelli, J.L., O'Rourke, J.A., Koesterer, K., & McDougle, C.J. (2014). Sensory symptoms in autism spectrum disorders. *Harvard Review of Psychiatry, 22*(2), 112–124. doi:10.1097/01.HRP.0000445143.08773.58

Hellendoorn, A., Langstraat, I., Wijnroks, L., Buitelaar, J.K., van Daalen, E., & Leseman, P.P. (2014). The relationship between atypical visual processing and social skills in young children with autism. *Research in Developmental Disabilities, 35*(2), 423–428. doi:10.1016/j.ridd.2013.11.012

Henrichs, J., & Van den Bergh, B.R. (2015). Perinatal developmental origins of self-regulation. In G.H.E. Gendolla, M. Tops, & S.L. Koole (Eds.), *Handbook of biobehavioral approaches to self-regulation* (pp. 349–370). New York, NY: Springer.

Higgins, D.J., Bailey, S.R., & Pearce, J.C. (2005). Factors associated with functioning style and coping strategies of families with a child with an autism spectrum disorder. *Autism: The International Journal of Research and Practice, 9*(2), 125–137. doi:10.1177/1362361305051403

Hood, B.M. (1995). Visual selective attention in the human infant: A neuroscientific approach. In C. Rovee-Collier, L. Lipsitt, & H. Hayne (Eds.), *Advances in infancy research* (pp. 163–216). Norwood, NJ: Ablex.

Hoyson, M., Jamieson, B., & Strain, P.S. (1984). Individualized group instruction of normally developing and autistic-like children: The LEAP curriculum model. *Journal of the Division for Early Childhood, 8,* 157–172.

Hwa-Froelich, D.A. (Ed.). (2015). *Social communication development and disorders.* New York, NY: Taylor and Francis.

Individuals with Disabilities Education Improvement Act (IDEA) of 2004, PL 108-446, 20 U.S.C. §§ 1400 *et seq.*

Ishak, S., Franchak, J.M., & Adolph, K.E. (2014). Perception–action development from infants to adults: Perceiving affordances for reaching through openings. *Journal of Experimental Child Psychology, 117,* 92–105. doi:10.1016/j.jecp.2013.09.003

Jang, J., Dixon, D.R., Tarbox, J., & Granpeesheh, D. (2011). Symptom severity and challenging behavior in children with ASD. *Research in Autism Spectrum Disorders, 5*(3), 1028–1032. doi:10.1016/j.rasd.2010.11.008

Johnson, C.P., & Myers, S.M. (2007). Identification and evaluation of children with autism spectrum disorders. *Pediatrics, 120*(5), 1183–1215. doi:10.1542/peds.2007-2361

Jones, W., & Klin, A. (2013). Attention to eyes is present but in decline in 2–6-month-old infants later diagnosed with autism. *Nature, 504*(7480), 427–431. doi:10.1038/nature12715

Kanner, L. (1943). Autistic disturbances of affective contact. *Nervous Child, 2,* 217–250. Retrieved from http://simonsfoundation.s3.amazonaws.com/share/071207-leo-kanner-autistic-affective-contact.pdf

Kasari, C., Gulsrud, A.C., Wong, C., Kwon, S., & Locke, J. (2010). Randomized controlled caregiver mediated joint engagement intervention for toddlers with autism. *Journal of Autism and Developmental Disorders, 40,* 1045–1056. doi:10.1007/s10803-010-0955-5

Kenworthy, L., Case, L., Harms, M.B., Martin, A., & Wallace, G.L. (2010). Adaptive behavior ratings correlate with symptomatology and IQ among individuals with high-functioning autism spectrum disorders. *Journal of Autism and Developmental Disorders, 40*(4), 416–423. doi:10.1007/s10803-009-0911-4.

Kern, J.K., Geier, D.A., & Geier, M.R. (2014). Evaluation of regression in autism spectrum disorder based on parental reports. *North American Journal of Medical Sciences, 6*(1), 41–47. doi:10.4103/1947-2714.125867

Kerwin, M.E., Eicher, P.S., & Gelsinger, J. (2005). Parental report of eating problems and gastrointestinal symptoms in children with pervasive developmental disorders. *Child Health Care, 34*(3), 221–234. doi:10.1207/s15326888chc3403_4

Kim, S.H., Paul, R., Tager-Flusberg, H., & Lord, C. (2014). Language and communication in autism. In F.R. Volkmar, R. Paul, S.J. Rogers, & K.A. Pelphrey (Eds.), *Handbook of autism and pervasive developmental disorders: Diagnosis, development, and brain*

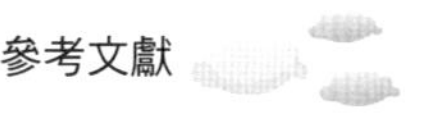

mechanisms (4th ed., Vol. 1, pp. 230–262). Hoboken, NJ: Wiley.

Klin, A., Shultz, S., & Jones, W. (2015). Social visual engagement in infants and toddlers with autism: Early developmental transitions and a model of pathogenesis. *Neuroscience and Biobehavioral Reviews, 50,* 189–203. doi:10.1016/j.neubiorev.2014.10.006

Klintwall, L., Macari, S., Eikeseth, S., & Chawarska, K. (2014). Interest level in 2-year-olds with autism spectrum disorder predicts rate of verbal, nonverbal, and adaptive skill acquisition. *Autism, 19*(8), 925–933. doi:10.1177/1362361314555376

Koegel, L.K., Park, M.N., & Koegel, R.L. (2014). Using self-management to improve the reciprocal social conversation of children with autism spectrum disorder. *Journal of Autism and Developmental Disorders, 44*(5), 1055–1063. doi:10.1007/s10803-013-1956-y

Koegel, R.L., & Koegel, L.K. (2012). *The PRT pocket guide: Pivotal Response Treatment for autism.* Baltimore, MD: Paul H. Brookes Publishing Co.

Konst, M.J., Matson, J.L., & Turygin, N. (2013). Exploration of the correlation between autism spectrum disorder symptomology and tantrum behaviors. *Research in Autism Spectrum Disorders, 7*(9), 1068–1074. doi:10.1016/j.rasd.2013.05.006

Kopp, C.B. (1982). Antecedents of self-regulation: A developmental perspective. *Developmental Psychology, 18*(2), 199–214. doi:10.1037/0012-1649.18.2.199

Landa, R.J., Holman, K.C., O'Neil, A.H., & Stuart, E.A. (2011). Intervention targeting development of socially synchronous engagement in toddlers with autism spectrum disorder: A randomized controlled trial. *Journal of Child Psychology and Psychiatry, 52*(1), 13–21. doi:10.1111/j.1469-7610.2010.02288.x

Landry, R., & Bryson, S.E. (2004). Impaired disengagement of attention in young children with autism. *Journal of Child Psychology and Psychiatry, 45*(6), 1115–1122. doi:10.1111/j.1469-7610.2004.00304.x

Lane, S.J., Ivey, C.K., & May-Benson, T.A. (2014). Test of Ideational Praxis (TIP): Preliminary findings and interrater and test-retest reliability with preschoolers. *American Journal of Occupational Therapy, 68*(5), 555–561. doi:10.5014/ajot.2014.012542

Lang, R., O'Reilly, M., Healy, O., Rispoli, M., Lydon, H., Streusand, W., … Giesbersi, S. (2012). Sensory integration therapy for autism spectrum disorders: A systematic review. *Research in Autism Spectrum Disorders, 6*(3), 1004–1018. doi:10.1016/j.rasd.2012.01.006

Leach, D. (2012). *Bringing ABA to home, school, and play for young children with autism spectrum disorders and other disabilities.* Baltimore, MD: Paul H. Brookes Publishing Co.

Leung, R.C., & Zakzanis, K.K. (2014). Brief report: Cognitive flexibility in autism spectrum disorders: A quantitative review. *Journal of Autism and Developmental Disorders, 44*(10), 2628–2645. doi:10.1007/s10803-014-2136-4

Linkenauger, S.A., Lerner, M.D., Ramenzoni, V.C., & Proffitt, D.R. (2012). A perceptual–motor deficit predicts social and communicative impairments in individuals with autism spectrum disorders. *Autism Research, 5*(5), 352–362. doi:10.1002/aur.1248

Lipsky, D. (2011). *From anxiety to meltdown: How individuals on the autism spectrum deal with anxiety, experience meltdowns, manifest tantrums, and how you can intervene effectively.* London, United Kingdom: Jessica Kingsley.

Lord, C., Rutter, M., DiLavore, P., Risi, S., Gotham, K., & Bishop, S.L. (2012). *Autism Diagnostic Observation Schedule (ADOS-2): Manual* (2nd ed.). Los Angeles, CA: Western Psychological Services.

Lovaas, O.I. (1987). Behavioral treatment and normal educational and intellectual functioning in young autistic children. *Journal of Consulting and Clinical Psychology, 55*(1), 3–9. Retrieved from http://dddc.rutgers.edu/pdf/lovaas.pdf

Lynch, E.W., & Hanson, M.J. (2011). *Developing cross-cultural competence: A guide for working with children and their families* (4th ed.). Baltimore, MD: Paul H. Brookes Publishing Co.

Lyons, V., & Fitzgerald, M. (2013). Atypical sense of self in autism spectrum disorders: A neuro-cognitive perspective. In M. Fitzgerald (Ed.), *Recent advances in autism spectrum disorders* (Vol. 1). Rijeka, Croatia: InTech. Retrieved from http://www.intechopen.com/books/recent-advances-in-autism-spectrum-disorders-volume-i/atypical-sense-of-self-in-autism-spectrum-disorders-a-neuro-cognitive-perspective

MacDuff, G.S., Krantz, P.J., & McClannahan, L.E. (2001). Prompts and prompt-fading strategies for people with autism. In G. Green & C. Maurice (Eds.), *Making a difference: Behavioral intervention for autism* (pp. 37–50). Austin, TX: PRO-ED.

Mace, F.C., Hock, M.L., Lalli, J.S., West, B.J., Belfiore, P., Pinter, E., & Brown, D.K. (1988). Behavioral momentum in the treatment of noncompliance. *Journal of Applied Behavior Analysis, 21*(2), 123–141. doi:10.1901/jaba.1988.21-123

Mahoney, G., & MacDonald, J. (2005). *Responsive teaching: Parent-mediated developmental intervention.* Cleveland, OH: Case Western Reserve University.

Marco, E.J., Hinkley, L.B., Hill, S.S., & Nagarajan, S.S. (2011). Sensory processing in autism: A review of neurophysiologic findings. *Pediatric Research, 69*(5), 48R–54R. doi:10.1203/PDR.0b013e3182130c54

Marcus, L.M., Kunce, L.J., & Schopler, E. (2005). Working with families. In F.R. Volkmar, R. Paul, A. Klin, & D.J. Cohen (Eds.), *Handbook of autism and pervasive developmental disorders: Assessment, interventions, and policy* (3rd ed., Vol. 2, pp. 1055–1086). Hoboken, NJ: Wiley.

Marcus, L., & Schopler, E. (2007). Educational approaches for autism—TEACCH. In E. Hollander & E. Anagnostou (Eds.), *Autism spectrum clinical manual for the treatment of autism* (pp. 211–233). Washington, DC: American Psychiatric Publishing.

Matson, J.L., Adams, H.L., Williams, L.W., & Rieske, R.D. (2013). Why are there so many unsubstantiated treatments in autism? *Research in Autism Spectrum Disorders, 7*(3), 466–474. doi:10.1016/j.rasd.2012.11.006

Matson, J.L., Worley, J.A., Kozlowski, A.M., Chung, K., Jung, W., & Yang, J. (2012). Cross cultural differences of parent reported social skills in children with autistic disorder: An examination between South Korea and the United States of America. *Research in Autism Spectrum Disorders, 6*(3), 971–977. doi:10.1016/j.rasd.2011.07.019

Mayes, S.D., Calhoun, S., Bixler, E.O., & Vgontzas, A.N. (2009). Sleep problems in children with autism, ADHD, anxiety, depression, acquired brain injury, and typical development. *Sleep Medicine Clinics, 4*(1), 19–25. doi:10.1016/j.jsmc.2008.12.004

Mazefsky, C.A., Herrington, J., Siegel, M., Scarpa, A., Maddox, B.B., Scahill, L., & White, S.W. (2013). The role of emotion regulation in autism spectrum disorder. *Journal of the American Academy of Child and Adolescent Psychiatry, 52*(7), 679–688. doi:10.1016/j.jaac.2013.05.006

Mazurek, M.O., & Petroski, G.F. (2015). Sleep problems in children with autism spectrum disorder: Examining the contributions of sensory over-responsivity and anxiety. *Sleep Medicine, 16*(2), 270. doi:10.1016/j.sleep.2014.11.006

Mesibov, G.B., Shea, V., & Schopler, E. (2005). *The TEACCH approach to autism spectrum disorders.* New York, NY: Kluwer Academic/Plenum.

Mian, N.D., Godoy, L., Briggs-Gowan, M.J., & Carter, A.S. (2012). Patterns of anxiety symptoms in toddlers and preschool-age children: Evidence of early differentiation. *Journal of Anxiety Disorders, 26*(1), 102–110. doi:10.1016/j.janxdis.2011.09.006

Miniscalco, C., Rudling, M., Råstam, M., Gillberg, C., & Johnels, J.Å. (2014). Imitation (rather than core language) predicts pragmatic development in young children with ASD: A preliminary longitudinal study using CDI parental reports. *International Journal of Language and Communication Disorders, 49*(3), 369–375. doi:10.1111/1460-6984.12085

Mitchell, S., Brian, J., Zwaigenbaum, L., Roberts, W., Szatmari, P., Smith, I., & Bryson, S. (2006). Early language and communication development of infants later diagnosed with autism spectrum disorder. *Journal of Developmental and Behavioral Pediatrics, 27*(2), S69–S78. doi:10.1097/00004703-200604002-00004

Mody, M. (2014). Nonverbal individuals with autism spectrum disorder: Why don't they speak? *North American Journal of Medicine and Science, 7*(3), 130–134. doi:10.7156/najms. 2014.0703130

Mundy, P., & Jarrold, W. (2010). Infant joint attention, neural networks and social cognition. *Neural Networks, 23*(8), 985–997. doi:10.1016/j.neunet.2010.08.009

Mundy, P., & Newell, L. (2007). Attention, joint attention, and social cognition. *Current Directions in Psychological Science, 16*(5), 269–274. doi:10.1111/j.1467-8721.2007.00518.x

Muratori, F., Apicella, F., Muratori, P., & Maestro, S. (2011). Intersubjective disruptions and caregiver-infant interaction in early autistic disorder. *Research in Autism Spectrum Disorders, 5*(1), 408–417. doi:10.1016/j.rasd.2010.06.003

Myers, B.J., Mackintosh, V.H., & Goin-Kochel, R.P. (2009). "My greatest joy and my greatest heart ache": Parents' own words on how having a child in the autism spectrum has affected their lives and their families' lives. *Research in Autism Spectrum Disorders, 3*(3), 670–684. doi:10.1016/j.rasd.2009.01.004

Myers, S.M., & Johnson, C.J. (2007). Management of children with autism spectrum disorders. *Pediatrics, 120*, 1162–1182.

Nadel, J. (2014). *How imitation boosts development in infancy and autism spectrum disorder.* Oxford, United Kingdom: Oxford University Press.

National Research Council. (2001). *Educating children with autism.* Washington, DC: National Academy Press.

Nicholasen, M., & O'Neal, B. (2008). *I brake for meltdowns: How to handle the most exasperating behavior of your 2-to 5-year-old.* Boston, MA: Da Capo.

O'Connor, K. (2012). Auditory processing in autism spectrum disorder: A review. *Neuroscience and Biobehavioral Reviews, 36*(2), 836–854. doi:10.1016/j.neubiorev.2011.11.008

Odom, S.L., Boyd, B., Hall, L.J., & Hume, K. (2010). Evaluation of comprehensive treatment models for individuals with autism spectrum disorders. *Journal of Autism and Developmental Disabilities, 40,* 425–437. doi:10.1007/s10803-009-0825-1

Odom, S.L., Collet-Klingenberg, L., Rogers, S., & Hatton, D.D. (2010). Evidence-based practices in interventions for children and youth with autism spectrum disorders. *Preventing School Failure, 54*(4), 275–282. doi:10.1080/10459881003785506

Olswang, L.B., Coggins, T.E., & Timler, G.R. (2001). Outcome measures for school-age children with social communication problems. *Topics in Language Disorders, 22*(1), 50–73. doi:10.1097/00011363-200111000-00006

Ozonoff, S., Young, G.S., Carter, A., Messinger, D., Yirmiya, N., Zwaigenbaum, L., ... Stone, W.L (2011). Recurrence risk for autism spectrum disorders: A Baby Siblings Research Consortium study. *Pediatrics, 128*(3), e488–e495. doi:10.1542/peds.2010-2825

Pang, Y. (2010). Facilitating family involvement in early intervention to preschool transition. *School Community Journal, 20*(2), 183–198. Retrieved from http://files.eric.ed.gov/fulltext/EJ908215.pdf

Parham, L.D., Cohn, E.S., Spitzer, S., Koomar, J.A., Miller, L.J., Burke, J.P., ... Summers, C.A. (2007). Fidelity in sensory integration intervention research. *American Journal of Occupational Therapy, 61*(2), 216–227. doi:10.5014/ajot.61.2.216

Parham, L.D., & Mailloux, Z. (2015). Sensory integration. In J. Case-Smith & J.C. O'Brien (Eds.), *Occupational therapy for children and adolescents* (7th ed., pp. 258–303). St. Louis, MO: Elsevier.

Partington, J.W. (2008). *Capturing the motivation of children with autism or other developmental delays.* Walnut Creek, CA: Behavior Analysts.

Patten, E., Ausderau, K.K., Watson, L.R., & Baranek, G.T. (2013). Sensory response patterns in nonverbal children with ASD. *Autism Research and Treatment, 2013,* 1–9. doi:10.1155/2013/436286

Paul, R., Fuerst, Y., Ramsay, G., Chawarska, K., & Klin, A. (2011). Out of the mouths of babes: Vocal production in infant siblings of children with ASD. *Journal of Child Psychology and Psychiatry, 52*(5), 588–598. doi:10.1111/j.1469-7610.2010.02332.x

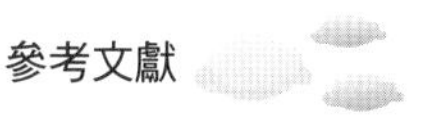

Pickles, A., Anderson, D.K., & Lord, C. (2014). Heterogeneity and plasticity in the development of language: A 17-year follow-up of children referred early for possible autism. *Journal of Child Psychology and Psychiatry, 55*(12), 1354–1362. doi:10.1111/jcpp.12269

Premack, D. (1959). Toward empirical behavioral laws: I. Positive reinforcement. *Psychological Review, 66*(4), 219–233. doi:10.1037/h0040891

Premack, D., & Woodruff, G. (1978). Does the chimpanzee have a theory of mind? *Behavioral and Brain Sciences, 1*(04), 515–526. doi:10.1017/S0140525X00076512

Prizant, B.M. (1983). Language acquisition and communicative behavior in autism: Toward an understanding of the whole of it. *Journal of Speech and Hearing Disorders, 48*(3), 296–307. doi:10.1044/jshd.4803.296

Prizant, B.M., Wetherby, A.M., Rubin, E., Laurent, A.C., & Rydell, P.J. (2006). *The SCERTS© Model: A comprehensive educational approach for children with autism spectrum disorders.* Baltimore, MD: Paul H. Brookes Publishing Co.

Ravindran, N., & Myers, B.J. (2012). Cultural influences on perceptions of health, illness, and disability: A review and focus on autism. *Journal of Child and Family Studies, 21*(2), 311–319. doi:10.1007/s10826-011-9477-9

Reichow, B., Halpern, J.I., Steinhoff, T.B., Letsinger, N., Naples, A., & Volkmar, F.R. (2012). Characteristics and quality of autism websites. *Journal of Autism and Developmental Disorders, 42*(6), 1263–1274. doi:10.1007/s10803-011-1342-6

Repacholi, B.M., Meltzoff, A.N., Rowe, H., & Toub, T.S. (2014). Infant, control thyself: Infants' integration of multiple social cues to regulate their imitative behavior. *Cognitive Development, 32,* 46–57. doi:10.1016/j.cogdev.2014.04.004

Robins, D.L., Fein, D., & Barton, M.L. (2009). *The Modified Checklist for Autism in Toddlers, Revised, with Follow-up.* Retrieved from http://www.autismspeaks.org/sites/default/files/docs/sciencedocs/m-chat/m-chat-r_f.pdf?v=1

Robins, D.L., Fein, D., Barton, M.L., & Green, J.A. (2001). The Modified Checklist for Autism in Toddlers: An initial study investigating the early detection of autism and pervasive developmental disorders. *Journal of Autism and Developmental Disorders, 31*(2), 131–144. doi:10.1023/A:1010738829569

Rogers, S.J., & Dawson, G. (2010). *Early Start Denver Model for children with autism: Promoting language, learning, and engagement.* New York, NY: Guilford Press.

Rogers, S.J., & Vismara, L. (2014). Interventions for infants and toddlers at risk for autism spectrum disorder. In F.R. Volkmar, S.J. Rogers, R. Paul, & K.A. Pelphrey (Eds.), *Handbook of autism and pervasive developmental disorders: Assessment, interventions, and policy* (4th ed., Vol. 2, pp. 739–765). New York, NY: Wiley.

Rosetti, L. (2006). *The Rossetti Infant-Toddler Language Scale.* East Moline, IL: LinguiSystems.

Rothbart, M.K., & Bates, J.E. (2006). Temperament. In W. Damon, R. Lerner, & N. Eisenberg (Eds.), *Handbook of child psychology: Social, emotional, and personality development* (6th ed., Vol. 3, pp. 99–166). New York, NY: Wiley.

Rothbart, M.K., Posner, M.I., & Kleras, J. (2006). Temperament, attention, and the development of self-regulation. In K. McCartney & D. Phillips (Eds.), *Blackwell handbook of early childhood development.* Hoboken, NJ: Wiley-Blackwell.

Rush, D.D., & Shelden, M.L. (2011). *The early childhood coaching handbook.* Baltimore, MD: Paul H. Brookes Publishing Co.

Rutter, M., Le Couteur, A., & Lord, C. (2003). *Autism Diagnostic Interview–Revised.* Los Angeles, CA: Western Psychological Services.

Sacrey, L.R., Armstrong, V.L., Bryson, S.E., & Zwaigenbaum, L. (2014). Impairments to visual disengagement in autism spectrum disorder: A review of experimental studies from infancy to adulthood. *Neuroscience and Biobehavioral Reviews, 47,* 559–577. doi:10.1016/j.neubiorev.2014.10.011

Schaaf, R.C., & Lane, A.E. (2014). Toward a best-practice protocol for assessment of sensory features in ASD. *Journal of Autism and Developmental Disorders, 45*(5), 1380–1395. doi:10.1007/s10803-014-2299-z

Schertz, H.H. (2005). Promoting joint attention in toddlers with autism: A parent-mediated developmental model. (Doctoral dissertation, Indiana University, 2005). *Dissertation Abstracts International, 66,* 3982.

Schertz, H.H., & Odom, S.L. (2007). Promoting joint attention in toddlers with autism: A parent-mediated developmental model. *Journal of Autism and Developmental Disorders, 37*(8), 1562–1575. doi:http://dx.doi.org/10.1007/s10803-006-0290-z

Schertz, H.H., Odom, S.L., Baggett, K.M., & Sideris, J.H. (2013). Effects of joint attention mediated learning for toddlers with autism spectrum disorders: An initial randomized controlled study. *Early Childhood Research Quarterly, 28*(2), 249–258. doi:10.1016/j.ecresq.2012.06.006

Schmitt, L., Heiss, C.J., & Campbell, E.E. (2008). A comparison of nutrient intake and eating behaviors of boys with and without autism. *Topics in Clinical Nutrition, 23*(1), 23–31. doi:10.1097/01.TIN.0000312077.45953.6c

Schreck, K.A., Williams, K., & Smith, A.F. (2004). A comparison of eating behaviors between children with and without autism. *Journal of Autism and Developmental Disorders, 34*(4), 433–438. doi:10.1023/B:JADD.0000037419.78531.86

Schreibman, L., & Ingersoll, B. (2011). Naturalistic approaches to early behavioral intervention. In D.G. Amaral, G. Dawson, & D.H. Geschwind (Eds.), *Autism spectrum disorders* (pp. 1056–1067). New York, NY: Oxford University Press.

Senju, A., & Csibra, G. (2008). Gaze following in human infants depends on communicative signals. *Current Biology, 18*(9), 668–671. doi:10.1016/j.cub.2008.03.059

Shetreat-Klein, M., Shinnar, S., & Rapin, I. (2014). Abnormalities of joint mobility and gait in children with autism spectrum disorders. *Brain and Development, 36*(2), 91–96. doi:10.1016/j.braindev.2012.02.005

Shic, F., Bradshaw, J., Klin, A., Scassellati, B., & Chawarska, K. (2011). Limited activity monitoring in toddlers with autism spectrum disorder. *Brain Research, 1380*, 246–254. doi:10.1016/j.brainres.2010.11.074

Shonkoff, J.P., & Phillips, D.A. (Eds.). (2000). *From neurons to neighborhoods: The science of early childhood programs.* Washington, DC: National Academy.

Shriberg, L.D., Paul, R., Black, L.M., & van Santen, J.P. (2011). The hypothesis of apraxia of speech in children with autism spectrum disorder. *Journal of Autism and Developmental Disorders, 41*(4), 405–426. doi:10.1007/s10803-010-1117-5

Skinner, B.F. (1957). *Verbal behavior.* Englewood Cliffs, NJ: Prentice Hall.

Sparaci, L., Stefanini, S., D'Elia, L., Vicari, S., & Rizzolatti, G. (2014). What and why understanding in autism spectrum disorders and Williams syndrome: Similarities and differences. *Autism Research, 7*(4), 421–432. doi:10.1002/aur.1370

Sroufe, L.A. (2000). Early relationships and the development of children. *Infant Mental Health Journal, 21*(1–2), 67–74. Retrieved from http://www.cpsccares.org/system/files/Early%20Relationships%20and%20the%20Development%20of%20Young%20Children.pdf

Strain, P.S., Schwartz, I.S., & Barton, E. (2011). Providing interventions for young children with ASD: What we still need to accomplish. *Journal of Early Intervention, 33*(4), 321–333. doi:10.1177/1053815111429970

Strauss, K., Vicari, S., Valeri, G., D'Elia, L., Arima, S., & Fava, L. (2012). Parent inclusion in early intensive behavioral intervention: The influence of parental stress, parent treatment fidelity and parent-mediated generalization of behavior targets on child outcomes. *Research in Developmental Disabilities, 33*(2), 688–703. doi:10.1016/j.ridd.2011.11.008

Sucksmith, E., Roth, I., & Hoekstra, R.A. (2011). Autistic traits below the clinical threshold: Re-examining the broader autism phenotype in the 21st century. *Neuropsychology Review, 21*(4), 360–389. doi:10.1007/s11065-011-9183-9

Sundberg, M.L. (2008). *VB-MAPP verbal behavior milestones assessment and placement program: A language and social skills assessment program for children with autism or other developmental disabilities.* Concord, CA: AVB.

Thompson, R.A., & Meyer, S. (2014). Socialization of emotion and emotion regulation in the family. In J.J. Gross (Ed.), *Handbook of emotion regulation* (pp. 173–186). New York, NY: Guilford Press.

Tomlin, A., Koch, S.M., Raches, C., Minshawi, N.F., & Swiezy, N.B. (2013). Autism screening practices among early intervention providers in Indiana. *Infants & Young Children, 26*(1), 74–88. doi:10.1097/IYC.0b013e31827842b1

Trillingsgaard, A., Sørensen, E.U., Němec, G., & Jørgensen, M. (2005). What distinguishes autism spectrum disorders from other developmental disorders before the age of four years? *European Child and Adolescent Psychiatry, 14*(2), 65–72. doi:10.1007/s00787-005-0433-3

Tronick, E. (2013). Typical and atypical development: Peek-a-boo and blind selection. In K. Brandt, B.D. Perry, S. Seligman, & E. Tronick (Eds.), *Infant and early childhood mental health: Core concepts and clinical practice* (pp. 55–69). Arlington, VA: American Psychiatric Publishing.

Tsao, L., Davenport, R., & Schmiege, C. (2012). Supporting siblings of children with autism spectrum disorders. *Early Childhood Education Journal, 40*(1), 47–54. doi:10.1007/s10643-011-0488-3

University of Utah College of Education. (2015). *Terrell Howard Bell.* Retrieved from http://education.utah.edu/alumni/profiles/terrell-bell.php

Vallotton, C., & Ayoub, C. (2011). Use your words: The role of language in the development of toddlers' self-regulation. *Early Childhood Research Quarterly, 26*(2), 169–181. doi:10.1016/j.ecresq.2010.09.002

Vanvuchelen, M., Van Schuerbeeck, L., Roeyers, H., & De Weerdt, W. (2013). Understanding the mechanisms behind deficits in imitation: Do individuals with autism know "what" to imitate and do they know "how" to imitate? *Research in Developmental Disabilities, 34*(1), 538–545. doi:10.1016/j.ridd.2012.09.016

Vivanti, G., & Hamilton, A. (2014). Imitation in autism spectrum disorders. In F.R. Volkmar, R. Paul, A. Klin, & D. Cohen (Eds.), *Handbook of autism and pervasive developmental disorders: Assessment, interventions, and policy* (4th ed., Vol. 2, pp. 278–301). Hoboken, NJ: Wiley.

Vivanti, G., Trembath, D., & Dissanayake, C. (2014). Mechanisms of imitation impairment in autism spectrum disorder. *Journal of Abnormal Child Psychology, 42*(8), 1395–1405. doi:10.1007/s10802-014-9874-9

Wagner, A.L., Wallace, K.S., & Rogers, S.J. (2014). Developmental approaches to treatment of young children with autism spectrum disorder. In J. Tarbox, D.R. Dixon, P. Sturmey, & J.L. Matson (Eds.), *Handbook of early intervention for autism spectrum disorders: Research, policy, and practice* (pp. 501–542). New York, NY: Springer.

Wang, J., & Barrett, K.C. (2012). Mastery motivation and self-regulation during early childhood. In K.C. Barrett, N.A. Fox, & G. Morgan (Eds.), *Handbook of self-regulatory processes in development: New directions and international perspectives* (pp. 337–380). New York, NY: Psychology Press.

Watson, L.R., Crais, E.R., Baranek, G.T., Dykstra, J.R., & Wilson, K.P. (2013). Communicative gesture use in infants with and without autism: A retrospective home video study. *American Journal of Speech-Language Pathology, 22*(1), 25–39. doi:10.1044/1058-0360(2012/11-0145)

Wetherby, A.M. (1991). Profiling pragmatic abilities in the emerging language of young children. In T.M. Gallagher (Ed.), *Pragmatics of language: Clinical practice issues* (pp. 249–281). San Diego, CA: Singular.

Wetherby, A.M., Watt, N., Morgan, L., & Shumway, S. (2007). Social communication profiles of children with autism spectrum disorders late in the second year of life. *Journal of Autism and Developmental Disorders, 37*(5), 960–975. doi:10.1007/s10803-006-0237-4

Wetherby, A.M., & Woods, J. (2006). Early social interaction project for children with autism spectrum disorders beginning in the second year of life: A preliminary study. *Topics in Early Childhood Special*

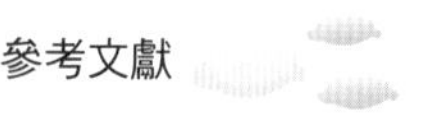

Education, 26(2), 67–82. doi:10.1177/0271121406026 0020201

Wetherby, A.M., & Woods, J. (2008). Developmental approaches to treatment. In K. Chawarska, A. Klin, & F.R. Volkmar (Eds.), *Autism spectrum disorders in infants and toddlers: Diagnosis, assessment, and treatment* (pp. 170–206). New York, NY: Guilford Press.

Wieder, S., & Greenspan, S.I. (2001). The DIR (Developmental, Individual-difference, Relationship-based) approach to assessment and intervention planning. *Zero to Three, 21*, 11–19.

Williams, K.E., Hendy, H., & Knecht, S. (2008). Parent feeding practices and child variables associated with childhood feeding problems. *Journal of Developmental and Physical Disabilities, 20*(3), 231–242. doi:10.1007/s10882-007-9091-3

Winsper, C., & Wolke, D. (2014). Infant and toddler crying, sleeping and feeding problems and trajectories of dysregulated behavior across childhood. *Journal of Abnormal Child Psychology, 42*(5), 831–843. doi:10.1007/s10802-013-9813-1

Wolff, J.J., Botteron, K.N., Dager, S.R., Elison, J.T., Estes, A.M., Gu, H., ... Piven, J. (2014). Longitudinal patterns of repetitive behavior in toddlers with autism. *Journal of Child Psychology and Psychiatry, 55*(8), 945–953. doi:10.1111/jcpp.12207

Woods, J. (2008). Providing early intervention services in natural environments. *ASHA Leader, 13*(4), 14–17. Retrieved from http://www.cdd.unm.edu/ecspd/portal/docs/tta/ASHA%20Provide%20EI%20in%20Natural%20Environ.pdf

Woods, J., Wilcox, M., Friedman, M., & Murch, T. (2011). Collaborative consultation in natural environments: Strategies to enhance family-centered supports and services. *Language, Speech, and Hearing Services in Schools, 42*(3), 379–392. doi:10.1044/0161-1461(2011/10-0016)

Yerys, B.E., Wallace, G.L., Harrison, B., Celano, M.J., Giedd, J.N., & Kenworthy, L.E. (2009). Set-shifting in children with autism spectrum disorders: Reversal shifting deficits on the Intradimensional/Extradimensional Shift Test correlate with repetitive behaviors. *Autism, 13*(5), 523–538. doi:10.1177/1362361309335716

Young, G.S., Rogers, S.J., Hutman, T., Rozga, A., Sigman, M., & Ozonoff, S. (2011). Imitation from 12 to 24 months in autism and typical development: A longitudinal Rasch analysis. *Developmental Psychology, 47*(6), 1565–1578. doi:10.1037/a0025418

Zhou, Q., Chen, S.H., & Main, A. (2012). Commonalities and differences in the research on children's effortful control and executive function: A call for an integrated model of self-regulation. *Child Development Perspectives, 6*(2), 112–121. doi:10.1111/j.1750-8606.2011.00176.x

Zwaigenbaum, L., Bryson, S., Lord, C., Rogers, S., Carter, A., Carver, L., ... Yirmiya, N. (2009). Clinical assessment and management of toddlers with suspected autism spectrum disorder: Insights from studies of high-risk infants. *Pediatrics, 123*(5), 1383–1391. doi:10.1542/peds.2008-1606

Zwaigenbaum, L., Bryson, S., Rogers, T., Roberts, W., Brian, J., & Szatmari, P. (2005). Behavioral manifestations of autism in the first year of life. *International Journal of Developmental Neuroscience, 23*(2), 143–152. doi:10.1016/j.ijdevneu.2004.05.001

國家圖書館出版品預行編目（CIP）資料

幫助自閉兒的每一天：將介入活動融入幼兒和其家人的日常作息中／Merle J. Crawford, Barbara Weber 著；羅鈞令，許婷惠譯. --初版.--新北市：心理, 2020.02
面； 公分
譯自：Autism intervention every day! : embedding activities in daily routines for young children and their families
ISBN 978-986-191-898-3（平裝）
1.自閉症 2.親職教育 3.社交技巧 4.特殊教育

415.988 109000359

障礙教育系列 63162

幫助自閉兒的每一天：
將介入活動融入幼兒和其家人的日常作息中

作　　者：Merle J. Crawford、Barbara Weber
譯　　者：羅鈞令、許婷惠
執行編輯：高碧嶸
總 編 輯：林敬堯
發 行 人：洪有義
出 版 者：心理出版社股份有限公司
地　　址：231 新北市新店區光明街 288 號 7 樓
電　　話：(02) 29150566
傳　　真：(02) 29152928
郵撥帳號：19293172　心理出版社股份有限公司
網　　址：http://www.psy.com.tw
電子信箱：psychoco@ms15.hinet.net
駐美代表：Lisa Wu（lisawu99@optonline.net）
排 版 者：辰皓國際出版製作有限公司
印 刷 者：辰皓國際出版製作有限公司
初版一刷：2020 年 2 月
I S B N：978-986-191-898-3
定　　價：新台幣 250 元